Le retour de Saturne

De la même autrice :

À la recherche d'Alfred Hayes, *Éditions Maurice Nadeau, 2022*

Daphné Tamage

Le retour de Saturne

roman

Stock

Couverture : Le Petit Atelier
Photographie : Dorian Prost

ISBN 978-2-234-09657-8

À Maxime

En mémoire de Hannah Green
et sa « Little Saint », qui veillent

Il est bien difficile de vivre en bonne intelligence avec Dieu et avec son bas-ventre.

Etty Hillesum

La durée mise par Saturne pour accomplir une révolution complète autour du Soleil est d'un peu moins de trente ans. Ce qui signifie, en astrologie, que Saturne revient au bout de cette période dans la position exacte où elle se trouvait quand vous êtes né.

Et quand elle revient, vous êtes fichu.

L'année de mon retour de Saturne, j'ai publié mon premier roman. Un roman d'amour. Tout de suite après, je suis tombée raide dingue d'un type qui avait une petite notoriété, s'aspergeait de Jack Daniel's pour se rafraîchir et se prenait pour une rockstar. Le week-end où nous nous sommes envoyés en l'air, j'ai appris qu'il était amoureux d'une actrice mariée et sortait officiellement avec une photographe culinaire. Si toutes deux n'étaient pas des célébrités, elles étaient bien plus en vue que moi, provinciale précaire qui déboulait à la ville avec un premier roman dont tout le monde se fichait. J'ai murmuré à Rockstar que je lui ferais un bébé s'il me le demandait. Je le connaissais depuis vingt-quatre heures. Mais après qu'il se fut endormi, son corps boutonneux échoué sur le lit double, sa petite queue de traviole, et qu'il eut commencé à ronfler, j'ai entendu des voix.

Tire-toi de là, disaient les murs. *Va vers la lumière.* Ce truc de lumière m'a fait flipper. Je me suis levée d'un coup, j'ai rassemblé en vitesse mes affaires éparpillées dans la chambre et j'ai filé sous la douche sur la pointe des pieds, comme si le gars en avait quelque chose à cogner que je me casse de chez lui. Comme s'il allait me retenir, m'implorer en tirant sur ma chemise, et moi de répondre : *je n'ai pas le choix, je suis une femme libre, tu dois me laisser partir.* Mais Rockstar continuait à ronfler, imperturbable.

Une fois arrivée dans le hall d'entrée de l'immeuble, je me suis souvenue que la porte blindée requérait une clé si on voulait sortir. J'ai dû faire marche arrière et réveiller le type pour qu'il m'ouvre. Il s'est levé à contrecœur. Je le désirais, je voulais lui faire une tonne de bébés pour qu'il reste avec moi, mais les voix, elles, ne me lâchaient pas. *Va vers la lumière, petite sotte, dépêche-toi.* En sortant, j'ai trébuché sur un amas de sacs-poubelle. J'ai entendu Rockstar refermer la porte derrière moi en bâillant. C'était donc fini pour de bon. Alors j'ai fait ce truc que font les filles désespérées. Je n'avais pas encore quitté sa rue que je lui envoyais un message pour lui dire qu'il me manquait. Il n'a pas répondu.

Quelques jours plus tard, alors que je traînais mon spleen dans la ville-monstre, la ville sans âme de mon enfance, mon éditeur – un dramaturge flamand que j'aimais beaucoup parce que 1) il n'avait jamais essayé de me sauter, 2) il faisait l'effort de me parler en français, 3) il avait du talent –, Pieter, donc, m'a annoncé par message que j'allais recevoir une avance considérable pour écrire un second roman. Considérable par rapport à ce que j'avais, c'est-à-dire rien. Et l'argent, avec l'amour et le sexe, c'était ce que je désirais le plus au monde. Toute ma vie, j'avais dépendu des hommes. D'abord de mon père, puis de mon vieil employeur et enfin de mes amoureux successifs. Pour la première fois, j'allais écrire sans devoir travailler dans un magasin discount ou coucher pour m'assurer une rente. J'étais libre. Pieter précisait néanmoins que ce n'était nullement de la charité. Il y avait une condition à l'obtention de cette somme : je n'avais pas le choix du thème. J'allais rédiger un essai *à ma sauce* sur le découragement. Un guide à l'usage des jeunes désespérés qui avaient morflé pendant le confinement. Ma parole était censée les aider à sortir de cette existence moisie, du manque d'horizon qui se profilait devant eux à cause de la planète viciée sur laquelle ils allaient vieillir, puis mourir. Je devais leur faire croire que tous ces boomers ne leur avaient pas laissé un monde déjà foutu. Qu'ils allaient pouvoir rectifier le tir grâce à la force de leur jeunesse. Bref, leur mentir. Comme j'avais une écriture simple, sans fioritures ni tralala, j'étais la plus à même de parler directement à tous les ados dépressifs qui avaient tenté de se jeter sous un train. Je ne devais pas me soucier d'une quelconque morale, m'assurait Pieter : sa proposition n'était pas plus hypocrite que tous ces nantis qui écrivaient des manuels de développement personnel à l'usage de la femme au foyer qui rêve sa vie. Désormais, c'étaient les ados malheureux qui rapportaient gros.

Je me suis assise contre la cage d'ascenseur qui menait au parking du centre commercial pour relire le message de Pieter. J'ai songé à Rockstar qui ne pensait pas à moi et j'ai senti la brisure. J'ai pleuré en me souvenant du Mec Bien qui ne m'avait jamais fait de mal, lui, l'homme doux que j'avais délaissé parce que je voulais être la nana de Rockstar, l'unique, l'élue. J'ai pleuré sur les hommes qui avaient jalonné les trente dernières années de ma vie, jusqu'à ne plus rien éprouver – cet instant où les larmes vous neutralisent. Cet instant où rien ne peut vous arriver de pire.

En rentrant chez moi, j'ai cru que mon désespoir passerait après une ou deux nuits de sommeil et quelques soirées avec les copines. Rien à faire. J'allais de plus en plus mal. Je ne dormais plus. Après trois semaines de sanglots ininterrompus et une tête de crapaud, je suis allée voir mon vieux docteur. Il parlait très vite. Je ne comprenais pas toujours ce qu'il disait, mais il n'avait jamais rechigné à me faire une ordonnance.

– Je vous écoute.

– Je pleure tout le temps.

– Vous êtes triste ?

Je me suis remise à renifler.

– Qu'est-ce qui vous rend triste ?

Sur le panneau épinglé derrière lui, une infirmière souriante enlaçait un petit enfant cancéreux. « Vous n'êtes pas seuls », disait l'affiche. Je la lui ai montrée du doigt.

– Je vois. Dépression.

J'ai fait non de la tête, affolée.

– Je ne peux pas, docteur. Être en dépression, je veux dire.

– Et pourquoi donc ?

– Je dois écrire un livre *contre*. Un livre qui réconforte les gens.

Il m'a regardée derrière ses lunettes ovales. J'ai senti le jugement d'un vieux docteur fatigué, las, impatient de prendre sa retraite. Il n'avait plus de temps à perdre avec les états d'âme d'une jeune femme un peu trop dramatique pour être honnête.

– Est-ce qu'il y a un coin où vous pourriez vous reposer ? Un endroit loin de tout ?

– Je suis romancière, je passe mon temps à me reposer. Je préférerais avoir des médicaments pour faire passer cette… ce truc.

C'était simple, non ? Il me fallait une prescription, des cachets qui m'empêcheraient de chialer, qui me redonneraient l'énergie de me lever le matin *avant* de me mettre à gémir.

– On va d'abord essayer la méthode douce, a dit le docteur. Vous voyez quelqu'un ?

– Si je vois un homme ?

– Si vous avez un thérapeute.

– Bien sûr.

– C'est un homme ?

J'ai acquiescé. Cette discussion ne menait à rien. Il a gribouillé des trucs sur une feuille et me l'a tendue. Impossible à déchiffrer.

– Je me souviens de vous, a-t-il dit en mordillant son stylo.

Se rappelait-il soudain ces fois où j'étais venue le consulter, affligée d'un quelconque chagrin d'amour, incapable d'aller au lycée parce que je voulais mourir ? Tout portait à le croire, parce qu'il a soupiré en désignant l'ordonnance que je tenais entre les doigts.

– Je vous prescris un mois sans hommes.

– Mais les hommes sont partout, docteur !

– Qu'importe la méthode, je m'en fiche. Barricadez-vous au monastère des dominicaines cloîtrées de Lourdes, partez aux îles Lofoten, enfermez-vous où vous voulez. Pas d'hommes, pas de flirts, pas de parties de jambes en l'air, rien. Revenez me voir dans un mois.

Il m'a indiqué le terminal de paiement.

– C'est un peu excessif, j'ai fait remarquer en présentant ma carte bancaire.

Le temps que je règle la consultation, il était déjà debout, porte ouverte, à me faire signe de déguerpir.

Ma tante Suzanne possédait une résidence secondaire dans un village de l'Aveyron où personne dans la famille n'avait jamais mis les pieds. Elle-même s'y rendait rarement mais insistait : la maison ne demandait qu'à être occupée. Comme on annonçait de grosses chaleurs en ce mois de juin, j'ai pressenti qu'elle n'y serait pas et je lui ai demandé les clés. « Sous le pot de fleurs » fut sa réponse.

En moi, c'était le chaos. Entre mourir et aligner deux pas, je préférais mourir. Je n'avais jamais pris d'antidépresseurs, mais j'éprouvais la certitude que je ne pourrais pas continuer à vivre sans. Dès que je fermais les yeux m'apparaissaient les monstres poilus ventrus cornus de l'enfance. Les pires. Pour la première fois de ma vie, je goûtais à l'indépendance. Pour la première fois, j'en ressentais le vertige. Je ne voulais pas être indépendante si cela impliquait d'être seule. L'avenir me terrifiait. Où allais-je ? Avec quel argent vivrais-je une fois l'avance de Pieter écoulée ? Aurais-je assez de place, là où j'habiterais, pour entreposer mes livres ? Disposerais-je de fenêtres ? Et si je devenais pauvre et ratée et laide au point d'en être privée ? Et si je n'éprouvais plus jamais d'amour pour un homme ? Et si aucun homme n'en éprouvait plus jamais pour moi ? Et si je ne trouvais personne qui veuille créer la vie *en* moi et laisser ses mains sur mon ventre pour la sentir s'agiter et grandir ? Et si ma peau devenait grise (à cause du manque de fenêtres et de lumière) ? Et si je ne parvenais jamais plus à écrire ? Qui me regarderait encore quand mes rides deviendraient des combes ? Qui me rassurerait ? Qui me dirait des choses comme « Je t'aime, tu es si belle, je t'emmène à Trieste » ? Le chaos, donc.

J'ai pris l'avion pour Rodez. Là-bas, j'ai eu une pensée pour Antonin Artaud et mes propres chances de finir à l'asile. J'ai grimpé dans la navette des pèlerins, la ligne 223 qui relie la ville à une multitude de petits villages aveyronnais. J'étais seule dans le bus, à l'exception d'un bourdon entré là par mégarde et qui déclinait à petit feu, se cognant, plein d'espoir, de vitre en vitre. J'ai été prise de compassion pour l'insecte et je me suis remise à pleurer. Lui, au moins, mourrait près d'une fenêtre.

Le bus a mis près d'une heure à rejoindre le village de Conques. Il n'y avait pas de climatisation, ma bouteille d'eau se vidait un peu plus à chaque arrêt. La porte s'ouvrait, personne ne montait ni ne descendait. J'ai séché mes larmes sur les recoins cradingues du siège, je me suis levée pour papoter avec le chauffeur, il n'était pas d'humeur, je me suis rassise. Ce n'est pas tant que je tenais à parler, c'est que j'avais la trouille. Cet endroit ne ressemblait en rien à ce que je connaissais. Nous traversions des villages en pierre du Rougier et de grandes forêts sombres qui me rappelaient comme c'était sombre en moi, et puis des causses quasi désertiques parsemés, au loin, de vaches rousses. Sur les collines s'épanouissaient vignes et pâtures, fermes et châteaux, pour laisser place à d'autres collines touffues et verdoyantes, d'autres fermes et d'autres châteaux, *ad nauseam*. La dernière partie de la route serpentait entre les gorges, longeant la rivière, les campings et les moulins situés au pied des roches qui tombaient à pic avant de monter d'un seul coup sur un tronçon raide et sinueux. Entre-temps, le bourdon était mort.

Nous nous sommes arrêtés sur une courte place pavée. Le chauffeur m'a indiqué le chemin avant d'effectuer une manœuvre compliquée pour faire demi-tour. Il était 14 heures, le soleil tapait fort sur ma peau de petite Belge pâlichonne, ma bouteille d'eau était vide. Je portais une robe sans soutien-gorge, ouverte dans le dos, et une capeline en paille. On dévisageait mes seins qui menaient une vie bien à eux, et surtout mon étrange façon de zigzaguer pour éviter le sillon des pavés avec mes sandales compensées. J'ai péniblement traîné ma valise en relisant les instructions de ma tante : dépasser la poste à gauche, la boulangerie, la librairie, l'abbatiale à droite, gravir les neuf marches qui longent le monument aux morts de la Première Guerre mondiale, dépasser la galerie d'art à gauche, la vendeuse d'huile de noix et la perlière, emprunter l'une des deux rues qui montent à droite, prendre à gauche sur la rue du Couvent. Marcher quelques mètres et là, sur la droite, apercevoir la maison avec la terrasse qui fait l'angle entre la rue et une venelle sans nom qui mène sur les hauteurs du village. C'est elle, la maison de Suzanne, son prénom est marqué à la craie sur la boîte aux lettres.

J'étais la seule à tirer une grosse valise et à produire ce vacarme épouvantable de roulettes malmenées par le pavé. Les êtres humains que je croisais étaient majoritairement des touristes encombrés de leurs appareils photos, ou des pèlerins avec des bâtons et des sacs à dos ornés de coquilles Saint-Jacques. Tous transpiraient, tous me regardaient drôlement dans ma robe brodée en train de jurer et de tirer sur ma valise comme sur un bœuf qui refuse d'avancer. Je m'en fichais. Ce qui m'entourait ressemblait trop à un décor de film pour que je leur accorde de l'importance. Ça ne pouvait pas être réel, un endroit pareil. Le patelin était entouré de collines vierges dépourvues de toute construction, à l'exception d'une petite chapelle blanche, au loin, perdue dans la forêt. Pas d'avion dans le ciel, pas de voiture à l'horizon sur la seule route qu'on apercevait de l'autre côté du vallon, rien que des grosses bâtisses médiévales en pierre de schiste et à pans de bois accrochées à la roche et recouvertes de lauzes. Glycines, pêchers, rosiers, chats et fontaines parachevaient la scène.

La maison de Suzanne se situait à quelques pas d'un château dont la tour était inlassablement survolée par le même groupe de martinets hurleurs. Accolée au château subsistait l'une des portes d'entrée du village, vestige des fortifications de jadis. Une statue de la Vierge avait été placée sous la voûte en pierre.

J'avais toujours considéré la sœur de ma mère comme une sorte de bohème déconnectée aux cheveux rouges qui, incapable de prendre des décisions, ne faisait que des non-choix : non-choix d'homme, non-choix d'emploi, non-choix de pays, non-choix de famille ou de religion. Elle donnait l'impression d'être guidée par je ne sais quoi, poussée dans un mouvement qui échappait toujours à nos pronostics. Si on se risquait à dire « Suzanne est comme ça, Suzanne va faire ça », on se trompait à coup sûr, parce que Suzanne refusait de mettre le pied sur nos échiquiers de petits Terriens conformes, elle déjouait les statistiques que nous nous acharnions pourtant à refaire, comme si elle allait finir par céder et s'abaisser à notre mesure, battue par la vie, enfin blessée, défaite comme nous tous, et c'est comme si nous nous réjouissions d'avance du jour où nous lui lancerions avec arrogance : « Je l'avais bien dit. » Elle ne s'arrêtait jamais nulle part – s'arrêter, c'était devenir comme les autres, se contraindre, et il n'y avait personne de moins contraint que ma tante. Eh bien, cette vue-là me prouvait le contraire : Suzanne l'avait choisie. Elle avait pensé : « C'est ici que je veux être. » *Suzanne est donc humaine*, me suis-je dit, un peu mitigée vis-à-vis de ce que cela provoquait en moi. Étais-je déçue ou rassurée ?

J'ai soulevé le pot de fleurs mortes, j'ai attrapé la vieille clé et, avec difficulté, j'ai ouvert la porte d'entrée. Je parvenais mal à définir, dans la pénombre, les formes qui occupaient la salle à manger. J'ai tâtonné à la recherche de l'interrupteur que j'ai enclenché, en vain. Grâce à la lumière du dehors, je percevais, au centre de la pièce, un amas de caisses déposées sur un matelas déglingué. Des tissus ou des bâches épinglés au plafond pendaient, une échelle était déposée contre l'évier, des outils traînaient sur le sol. Une odeur pestilentielle m'est montée au nez, j'ai fait marche arrière et je suis sortie sur la terrasse pour respirer. J'ai composé le numéro de ma tante. Dieu merci, je captais. Répondeur. Seconde tentative. J'avais préparé mes mots, je me les répétais pour les lui cracher si fort que ça grésillerait, qu'elle devrait éloigner son portable de son oreille pour ne pas devenir sourde : *je suis en colère, perdue, mortifiée, oui, mortifiée, c'est quoi ce plan, Suzy ?* Elle n'a pas décroché.

Le petit jardin, qui se trouvait en surplomb de la maison et auquel on accédait par la venelle *via* un portail en bois et quelques marches, était composé d'un gros camélia bourgeonnant et d'un entrelacs de rosiers. Des roses rouges, roses, blanches, rose-blanches. Des abeilles dans les roses rouges. Une glycine abritait partiellement le jardin du soleil. J'ai senti mon cœur fondre, là, entourée du camélia, des rosiers et des glycines, et je me suis remise à chialer, assise sur ma valise, parce que tout était trop beau. Il y avait, au fond du jardin, quantité de ronces qui protégeaient les mûres des oiseaux : quand elles seraient épanouies, comestibles, désirables, elles seraient défendues par leurs propres épines. Le rosier, le mûrier et le framboisier avaient cela en commun. Un système de défense. J'ai eu envie de détruire l'arbuste. Il me suffisait de mettre des gants pour lui porter atteinte, le déraciner, le rendre aussi vulnérable que moi. Au bout d'un moment, j'ai arrêté de regarder les ronces qui me donnaient envie de m'extraire les boyaux à mains nues, je suis redescendue par la venelle dans la maison afin d'évaluer à quel point elle était à l'abandon et de me mettre au clair avec mon degré de fureur à l'idée d'avoir tout quitté pour cette ruine. À l'extérieur, c'était le paradis. À l'intérieur, l'apocalypse. Je me suis tenue un instant sur le seuil de la porte d'entrée, histoire de goûter aux deux à la fois, la misère et la perfection, dans une sorte de délire schizophrénique, avant de prendre mon courage à deux mains et d'ouvrir les volets poussiéreux pour me rendre compte de l'ampleur des dégâts. L'une des deux chambres, la plus petite, celle dont la fenêtre donnait sur le mur de la grange d'en face, semblait moins en vrac que l'autre. J'y ai posé ma valise. En continuant à faire le tour des lieux, je me suis rendu compte que la douche était verte de moisissures à l'endroit du siphon et que les toilettes ne possédaient pas de chasse d'eau. Les miroirs étaient tachetés d'usure. Le tapis en jonc de mer du salon avait pris l'humidité et se décollait dans les coins.

Le grenier, auquel on accédait par un escalier étroit, donnait sur le jardin : l'immense pièce sous les toits était encombrée d'outillage, de caisses, de matelas en mousse, de fils à linge, de câbles et de tableaux. Des collages et des toiles, surtout : certaines encadrées, d'autres à peine commencées ou laissées inachevées sur leur chevalet. Au-dessus, des tubes de gouache, des acryliques, des palettes crasseuses. Des livres empilés dans un coin. J'ai ouvert celui qui se trouvait en évidence. La couverture était dépourvue de titre, les pages gondolées. Je l'ai feuilleté pour voir de quoi il s'agissait : *Rituels de magie blanche à travers le monde*. J'ai soupiré.

Oh, tante Suzy.

Certains artisans qui se tenaient sur le pas de leur boutique me souriaient parfois. La plupart me regardaient avec indifférence. Ni pèlerine ni touriste, j'étais, et cela se détectait immédiatement dans mes gestes, pétrie de manières citadines – même si elles étaient moins visibles que mes yeux rouges de pleureuse et que mon tote bag en coton rose estampé « Dump him » en glue pailletée.

Le parvis de l'abbatiale grouillait de passants qui entraient, sortaient des boutiques, des restaurants, ou bavardaient assis sur le muret, loin du bureau, des collègues, de la salade aux croûtons humides de la cafèt. Et même s'ils paraissaient un peu benêts, fats et encombrés d'eux-mêmes face à ce chef-d'œuvre d'art roman du XIIe siècle qu'ils ne voyaient pas vraiment et dont ils ne savaient que faire, ils avaient l'air contents de siroter un verre au soleil, de parler fort, de rire, de prendre des photos qu'ils ne regarderaient pas et de goûter la charcuterie locale.

Je suis entrée dans l'abbatiale. Elle était presque vide, si ce n'est deux pèlerins épuisés qui occupaient le dernier rang face au maître-autel. Les vitraux de Pierre Soulages, dont on parlait tant, requéraient une approche particulière. Il fallait accepter que la lumière qui traverse les teintes gris-blanc et gris-noir soit bien de la lumière, et non une déclinaison vaguement colorée de nos propres ténèbres. On projette tant de soi sur le travail de Soulages. En l'état, emmurée en moi-même, il m'était impossible de me laisser toucher par le moindre rayon jaune-rose qui me parvenait à travers les vitraux hachurés du maître. L'engouffré, d'où il se trouve, ne perçoit pas la nuance.

Un moine a traversé le transept comme un fantôme. Il était vêtu d'une tunique, d'un scapulaire, d'un camail et d'une ceinture. On aurait dit qu'il flottait. Non, pas un fantôme, les fantômes ne flottent pas, ils ne sont pas si blancs, ils sont comme un vitrail : gris-blanc. Comme je restais plantée là, debout, à le regarder allumer les cierges, nos regards ont fini par se croiser.

– Je peux vous aider ? a-t-il demandé.

D'abord, ça m'a fait bizarre, parce qu'il me plaisait bien. Pas trop grand, costaud, yeux marron, la quarantaine, cheveux épais, ondulés, blond cendré. J'ai senti que ça montait en moi. Le désir.

En alerte, j'ai compris que je devais mettre un garde-fou à ce désir-là, pas consommable, interdit – ce qui l'embrasait davantage. J'ai baissé les yeux.

– J'occupe la maison de Suzanne, là-haut, j'ai répondu en indiquant vaguement la direction. Je suis sa nièce. Et sa filleule.

J'avais ajouté ça comme si, dès lors, il prendrait ma présence chez elle un peu plus au sérieux. Elle était ma marraine devant Dieu. Ça devait valoir quelque chose.

Il a hoché la tête, pensif.

– Venez aux complies ce soir. L'office de fin du jour. Je vous présenterai aux frères. Vous pourriez déjeuner avec nous cette semaine. Mettons jeudi ?

Euh, comment lui dire ? J'étais embarrassée. C'était juste que... Que, en fait.

J'acquiesçais en souriant parce que lui aussi souriait, mais avec tellement de gentillesse que je ne pouvais rien faire d'autre que de hocher la tête, moi aussi, et de sourire, moi aussi. Il a pris congé avec cette même grâce étrange, et je suis restée seule, pas gracieuse du tout, devant la statue de Notre-Dame de Lourdes, à me dire que ce dont j'avais le plus besoin, à cet instant précis, c'était de me murger.

Voilà comment, après être passée au magasin de spécialités du terroir, je me suis retrouvée allongée dans le petit jardin aux roses, saoule, une bouteille de rosé de Marcillac vide posée à côté de la tête et dans le ciel les martinets fous. Je commençais à ressentir les effets de la solitude. Il y avait une grande crevasse suturée en moi qui, dès que j'étais seule, se mettait à tirailler, imperceptiblement d'abord, puis, devenue béante à nouveau, tentait de m'engloutir. Les hommes m'avaient toujours tenue à l'écart de la noyade. Dans ce silence rompu par le vent et les martinets, j'ai senti dans mon ventre que c'était sur le point de se rouvrir. Que je n'allais pas tenir le coup. Le docteur aurait dû me prescrire les cachets qu'on donne aux filles comme moi. Les abattues, les découragées, les dépendantes affectives, les faibles. Il aurait dû voir que j'étais condamnée. Il aurait dû m'aider.

Les cloches de l'abbatiale ont sonné les complies. Puisque j'étais ivre, j'ai préféré rester étendue sur l'herbe plutôt que de me rendre à l'office, mais il y avait trop de moustiques, à présent, et j'avais encore à résoudre le problème d'odeur de mammifère dans le salon si je voulais un toit pour passer la nuit. La tête me tournait quand je me suis mise debout, mais j'étais décidée à remédier au problème. J'ai fouillé dans les tiroirs sous le lavabo de la salle de bains. J'ai mis la main sur ce qu'il me fallait : un fond d'*Opium*, quelques échantillons de *N° 5*. Ils étaient tous vraiment vieux. Le liquide avait jauni, les échantillons se refermaient à l'aide d'une sorte de pipette, comme à l'époque, et non d'un vaporisateur. J'ai tout embarqué, j'ai flairé la puanteur qui semblait concentrée dans un coin du tapis en jonc, j'ai pulvérisé à l'aveugle et j'ai neutralisé l'ennemi invisible. Après ça, je cocotais à mort. Mes cheveux, mes bras, tout puait la vieille bourge. Une fois les flacons vidés, je les ai balancés et je me suis endormie tout habillée sur le matelas en mousse de la petite chambre.

Au réveil, Suzanne ne m'avait toujours pas rappelée. Pas de message de Rockstar non plus. J'ai pris une grande inspiration, comme si tout l'air retenu dans mes poumons allait me prémunir de ce qu'une nouvelle journée contenait de malheurs, et j'ai ouvert les fenêtres de la chambre. Il faisait doux. J'ai attrapé une robe et j'ai filé à la boulangerie.

Sur le chemin, j'ai senti que quelque chose me tracassait. Comme souvent, je ne parvenais pas tout de suite à identifier ce qui tambourinait à la porte de ma conscience. C'était le matin, il fallait que mon cerveau rembobine. Ça allait me revenir d'une seconde à l'autre, le temps que remonte en moi ce que la nuit avait ensommeillé, réduit à un oubli temporaire, évincé le temps des rêves. Ça m'est revenu pile devant la boulangerie : j'étais une scribe néophyte accro aux hommes, très probablement atteinte d'un syndrome dépressif, payée pour rédiger un livre d'exultation au bonheur, et qui avait trouvé refuge dans une bicoque déglinguée au milieu de nulle part.

La boulangerie possédait une vitrine réfrigérée antédiluvienne, un bac à glaces Miko et un frigo à boissons. Il y avait aussi du miel qui, à en croire l'étiquette, était récolté sur les coteaux du village.

Je me suis présentée à la boulangère.

– Vous êtes donc la filleule de Suzanne-la-Belge. Que faites-vous ici ?

J'ai hésité. « Écrire un roman » me semblait fort prétentieux. « Me guérir des hommes » un peu trop féminin et pleurnichard. « Me supprimer » lui aurait paru un brin alarmiste.

– Je retape sa maison. C'est le chantier là-dedans, j'ai dit en indiquant le haut du village.

La boulangère a eu l'air satisfaite de ma réponse. J'ai acheté un pot de miel, un pain, du café, et je suis repartie, fière de moi, mes premiers vivres sous le bras. J'ai déniché un couteau propre dans la cuisine, me suis installée sur la terrasse d'angle d'où je voyais le château, j'ai recouvert de miel mon pain de meule. Les touristes qui photographiaient la venelle (sans s'y risquer, la glycine invasive de Suzanne en compliquant l'accès) me faisaient régulièrement signe. J'étais contente de voir des gens. Je me sentais un peu moins seule. Mais comme ils parlaient fort et se croyaient à Disneyland, ça m'a vite irritée.

L'idée m'a traversée que je devais sentir mauvais. J'ai levé un bras et j'ai planté mon nez dessous.

– Suzaaaaane ! Suzaaaaane ! s'est écriée une voix.

Je me suis retournée. Personne. J'ai déposé mon quignon de pain sur la table écaillée et je suis descendue dans la rue.

– Suzaaaaane !

Une très vieille dame avait passé la tête par l'une des fenêtres de la grosse bâtisse d'en face.

– Je suis Apolline, sa nièce.

– Où est Suzanne ?

– Pas là. Je m'occupe de sa maison.

– C'est un dépotoir.

– Je sais, je sais.

Elle avait un accent aveyronnais prononcé, je peinais à la comprendre.

– Bon, j'y retourne, j'ai dit.

– Comment tu t'appelles ?

– Apolline.

– C'est quoi, ce nom ?

– Apollon était le dieu grec des Arts, de la Musique, de la Lumière, de la Poésie, de…

Le temps que j'explique, elle avait refermé la fenêtre

– Charmant.

Comme il fallait que je me lave, je suis allée voir ce que je pouvais tirer de la douche et du siphon verdâtre. Le bas du rideau était moisi. Je l'ai ôté de la tringle en le tenant à bout de bras et l'ai déposé devant la machine à laver. Je suis montée au grenier où j'avais repéré des bouteilles de détergent, je suis redescendue avec un seau, deux gants de jardinage et une raclette. À genoux face au bac de la douche, j'ai ôté un gros bouchon de poils et de cheveux couverts de morceaux inidentifiable.

La salle de bains était dépourvue d'aération ; je transpirais, j'étais sale et collante. Une ventilation poussiéreuse tentait, d'une respiration rauque et continue, de déshumidifier la pièce. Quand la douche m'a paru praticable, je me suis déshabillée et je me suis jetée sous l'eau. Le mitigeur était cassé, l'eau glacée. Je me suis frottée avec un reste de savon, les cheveux aussi parce que je ne trouvais pas de shampoing. Je me suis regardée dans le miroir piqueté. Mon corps. Ce véhicule entre deux âges. Ce moyen d'expression défaillant. Cette coquille qui révélait de moi, de ce que j'étais au-dedans, plus que je ne l'aurais voulu.

Sans serviette sous la main, je suis montée dans le jardin et je me suis couchée nue sur l'herbe pour me faire sécher au soleil. Ni la glycine ni le camélia n'étaient taillés, personne ne pouvait me voir depuis la venelle et, quand bien même, ce n'était pas mon problème. J'ai fermé les yeux quelques secondes, de ces secondes suspendues et bénies où vous êtes, c'est tout. Où vous êtes Tout. Il ne s'agissait que d'une très courte parenthèse : dès que j'arrêtais d'agir, je voulais mourir. C'était une envie de mort passagère qui se réglait avec le mouvement et qui me rattrapait dès que je restais immobile. D'ailleurs, ce n'était pas tellement mourir que je voulais. C'était me rendre invisible. M'extraire du monde. Mes parents, affairés comme ils l'étaient, mettraient des semaines à se rendre compte de mon absence. Ma tante Suzanne, quant à elle, devait être à Positano, ou Ravello, ou Bellagio, quelque part face à l'eau devant un Spritz. Me soustraire n'y changerait rien. Personne ne me pleurerait.

Je me suis relevée péniblement, en proie à des pensées vraiment accablantes à présent, comme : quel outil disponible au grenier me permettrait de me tuer avec le moins de souffrance possible ? Comment ne pas embarrasser ma tante si je mourais chez elle ? Était-il possible de me noyer dans le Dourdou, la rivière au bas du village, dans le style Virginia Woolf ? Avec cette chaleur, le niveau de l'eau ne serait pas assez haut pour faire ça proprement. Mes solutions pour mourir s'amenuisaient.

J'ai attrapé la bouteille de rosé de la veille, je l'ai jetée dans un bac où d'autres bouteilles esseulées et vides attendaient, j'ai fichu draps, tissus, serviettes et torchons qui traînaient par terre dans le tambour de la machine à laver, j'ai jeté dedans de la vieille poudre agglomérée et, ô miracle !, j'ai réussi à la faire tourner. Ce fut une grande joie éclair. Il fallait désormais que je trouve un moyen d'arracher le jonc de la chambre, trop moisi pour ne pas renfermer les germes d'une maladie depuis longtemps éradiquée de la surface du globe. J'ai dégoté un tournevis à l'étage, puis j'ai entrepris de faire sauter les agrafes rouillées qui maintenaient le jonc au plancher. C'était laborieux. J'y laissais mes ongles. Mes cheveux se prenaient dans les toiles d'araignée. Je ne parvenais pas à chasser les guêpes et autres frelons qui entraient inlassablement. Je sursautais dès que les cloches de l'abbatiale se mettaient à carillonner, j'avais chaud, froid, je luttais contre mon angoisse criante, *pauvre fille, pauvre fille*, alors que je tirais sur le tapis et que la colle me résistait. Mais le plus dur, c'était quand je repensais à Rockstar.

Tous les hommes de ma vie n'avaient servi qu'à combler le vide, temporairement : ils agissaient comme d'extraordinaires sparadraps. Ainsi, d'homme en homme, je tenais le coup. Tant que j'étais désirée, je valais quelque chose. Là, dans ce village, étrangère à tous, sans hommes pour me faire oublier que j'étais aussi dérangée que la baraque dont je m'occupais, je ne valais rien. Assise sur le jonc de mer, je m'arrêtais régulièrement pour pleurer sur ce rien. Personne n'entendait mes larmes, je n'avais nul témoin, et c'était peut-être ça, le pire : ne pas être entendue, ne pas provoquer d'empathie. Comment était-il possible de dépendre à ce point du regard de l'autre ? Des caresses de l'autre ? Ne pouvais-je pas trouver en moi le chemin, en dehors du masculin, en dehors de l'amour ? Ne pouvais-je pas m'affranchir pour devenir ce que moi seule pouvais devenir ? Pourquoi ce que les filles de ma génération tenaient pour acquis (l'indépendance émotionnelle et financière) et revendiquaient avec fierté mettait tout ce temps à me parvenir ?

Dans le grenier, j'avais trouvé une vieille radio. Le revêtement noir était jonché de petits cratères, comme autant de traces de cigarettes écrasées. Les piles étaient mortes, évidemment. J'ai juré, puis j'ai eu une idée. J'avais souvent vu mon grand-père les ronger délicatement pour leur redonner du jus. Ma grand-mère l'engueulait quand elle le voyait faire, mais, au point où j'en étais, je m'en foutais. J'ai mordillé les grosses piles avec mes canines et je les ai replacées dans la radio. Ça a marché. Je suis descendue, France Musique et Paganini sous le bras, et je me suis lancé un café. Au moment où je m'apprêtais à me mettre à table, presque gaie, on a frappé à la porte.

J'étais en petite culotte, je portais le long T-shirt tacheté de ma tante par-dessus, celui avec lequel elle peignait. Mes mains étaient noires, mes cheveux couverts de poussière. Je me suis dit qu'il s'agissait peut-être d'une bonne âme qui m'apprendrait, hilare, que je m'étais trompée de demeure, qu'en fait celle de Suzanne était quelques mètres plus loin, rangée, chaleureuse, bien isolée, avec vue sur l'abbatiale. En ouvrant, j'ai tout de suite vu l'habit blanc.

– Bonjour, a fait le fantôme de la veille. On ne s'est pas présentés. Frère Charles.

Il m'a tendu la main.

– Apolline, j'ai répondu en m'excusant pour la mienne, sale.

Il a hoché la tête.

– Vous n'étiez pas aux complies hier soir.

Non, hier soir, j'ai pris une cuite.

Face à mon absence de réponse, il a relevé sa longue manche pour se gratter le coude, comme si injecter du mouvement dans notre silence allait le rompre. Il n'en fut rien. Je ne savais toujours pas quoi lui dire. J'ai suivi du regard la main poilue qui grattait le coude, découvrant ainsi l'immense sportelle de Rocamadour cousue dans le revers de son habit.

– Le Seigneur nous donne ce dont nous avons besoin quand nous en avons besoin, telle est Sa bienheureuse providence. Venez donc aux complies ce soir.

J'ai acquiescé, polie et muette comme la veille. Il est parti. Une fois la porte refermée, je m'y suis adossée un instant, troublée de l'intrusion du moine et de son attention. Enfin j'ai bu mon café, et j'ai enfilé un vieux short de Suzanne. J'avais décidé d'éviter les miroirs. Mon corps, s'il n'était pas regardé ou entretenu par un homme, devenait terne, s'affadissait. Quand il n'était pas touché, quand il ne jouissait pas, il ne se distinguait plus des autres corps. Et je détestais les shorts.

J'ai passé un coup de balai dans la pièce qui faisait face au château, celle que je devinais avoir été, en des temps meilleurs, un salon lumineux et confortable avec son poêle à bois en fonte. J'ai regagné la chambre, placé une petite table de bureau pile entre les deux battants des fenêtres ouvertes, fichu mon ordinateur dessus, passé un coup d'éponge sur la chaise, m'y suis installée et j'ai ouvert un document vierge sur lequel j'ai écrit : *Contre le découragement – remèdes et astuces*. C'était un titre de travail à chier. Je n'en avais pas d'autre. Mon curseur s'est mis à clignoter sur la page blanche. Je suis restée immobile, concentrée, ouverte et réceptive, dans l'attente que me vienne quelque chose. Mais l'inspiration, je le savais pour l'avoir vécu, ne résidait que dans les sursauts de vie. Les écrivains soi-disant dépressifs qui écrivent ne le sont pas vraiment, dépressifs – ce n'est qu'une pose, de la dépression chic, proprette, ou déjà derrière eux. Je luttais pour survivre, je n'avais pas la force d'écrire.

Les cloches se sont mises à sonner. Afin de bien leur faire comprendre qu'elles ne m'auraient pas, j'ai allumé le vieux poste radio aux piles vraiment ressuscitées, elles, et j'ai consulté les réseaux sociaux sur mon portable. Mauvaise idée. Elles me poignardaient, ces filles minces, leurs plages, leurs mers, leurs carrières, leurs vastes demeures ouvertes sur la canopée. Mon amie Jeanne-la-parfaite, par exemple, bien qu'atteinte d'un sale truc incurable, étalait ses longues jambes et sa blondeur sur un transat grec. Au moins, elle, elle déclinait au soleil, entourée de son mari, de sa thune et de ses enfants parfaits.

Jeanne était une amie d'enfance. On avait tout fait ensemble, de la maternelle à la fac. On rêvait d'écrire, on partageait nos lectures et nos lectures nous sauvaient. Jeanne avait réussi. Elle avait déjà publié un recueil de poésie, plusieurs nouvelles dans des revues, et s'apprêtait à faire paraître son second roman, mais ce n'était pour elle qu'une occupation comme une autre, car elle avait hérité d'une tonne de fric à la mort d'un oncle mort de la même mort qui la menaçait elle, et passait son temps à décorer ses résidences secondaires, surtout celle de Patmos. Elle élevait trois merveilleux enfants qu'elle avait conçus très vite, se sachant malade, et avait un mari sympa, Ulysse. J'étais tombée amoureuse de lui à la maternelle. Je pensais qu'on finirait ensemble parce qu'à l'époque j'étais vraiment mignonne. Il a choisi l'autre. La solide, la longue, la douée. Bon, elle suivait un lourd traitement depuis le collège à cause de la maladie dégénérative dont elle était atteinte, mais c'était un détail. En attendant de mourir, elle puait le soleil.

Les cloches sonnaient, surexcitées. Furieuse, j'ai retiré l'abominable short de Suzanne pour enfiler un truc qui déformait un peu moins ma silhouette, je suis descendue sur le parvis, j'ai poussé la porte de l'abbatiale, j'ai pris le feuillet du jour sur le pupitre et je me suis installée parmi les touristes et les pèlerins. Frère Charles m'a saluée, flanqué de son sourire de bienheureux. Je ne lui ai pas rendu son salut. Il me voulait chez lui ? Très bien. J'allais lui prouver que ce n'était pas un office catholique qui allait me rectifier.

Il était chantre, il faut croire, car il a lancé les psaumes. J'ai fait comme si je savais ce que je faisais et j'ai tenté de répondre aux psaumes par les psaumes suivants. De mes poumons ne sortait qu'une sorte de colère informe et maladroite, et ce fut de pire en pire. La rage était comme une main posée sur ma gorge qui serrait, serrait. Au verset 7, « Vite, réponds-moi, Seigneur : je suis à bout de souffle », j'ai senti cette main se contracter violemment, et d'autres, aussi, des mains inconnues venues de l'intérieur, qui tentaient de m'étouffer. Puis j'ai eu une vision extra-limpide et sans doute prémonitoire de mon crâne en train de dégringoler dans ma cage thoracique en passant par mon cou, et je me suis dit que personne, ici, ne m'aiderait à gérer une crise d'angoisse. Je ne pouvais pas m'effondrer devant ces gens, pas au milieu de la célébration, et pourtant, tandis que frère Charles terminait le psaume, je me répétais en moi-même : *je suis à bout de souffle, je suis à bout de souffle, je suis à bout de souffle.* Ça n'arrêtait pas, la phrase tournoyait comme les martinets hurleurs autour du château. La fille d'à côté me regardait, soucieuse. Je me suis excusée, j'ai quitté ma chaise, le rang, l'abbatiale, dehors, enfin. J'ai marché jusqu'au cloître pour respirer. Deux scouts qui jouaient de la guitare dans l'herbe m'ont fait signe, j'ai mis tout ce que je pouvais de cheveux devant mon visage pour le cacher et j'ai composé le numéro de Pieter, l'éditeur flamand qui croyait invinciblement en moi.

– Apolline chérie ?

– Je ne peux pas écrire ce livre.

Comme il ne répondait rien, j'ai dû lui avouer.

– Je suis malade, Piet. Ma tête est malade.

– C'était ton rêve, poupée, le rêve de tout le monde. Avoir un peu de blé pour écrire. Et maintenant, tu fuis.

– Confie la tâche à Jeanne Dubois.

Elle le torcherait facilement, ce livre sur le bonheur, Jeanne-la-parfaite, puisqu'elle côtoyait la mort au quotidien. En plus, l'argument ferait vendre : « La jeune autrice Jeanne Dubois, atteinte d'une maladie incurable qui lui ronge les os, nous transmet sa méthode pour savourer la vie coûte que coûte. »

– Jeanne est une grande dentellière de l'écriture, je te l'accorde. Ça ne m'intéresse pas, cette perfection. Tes textes fourmillent de récurrences là où Jeanne aurait dégraissé avec un vocabulaire plus précis et varié, mais c'est un autre chant qui t'emporte, toi, imprécis et gauche, c'est ça que je veux, c'est pour ça que je t'ai choisie.

Pieter laissait de grandes plages silencieuses entre ses phrases. Il était sûrement au travail, au théâtre, en studio ou, plus probablement encore, dans son bain avec un autre. Il n'accordait son temps qu'avec parcimonie.

– Tu n'es pas obligée d'être heureuse pour écrire un livre sur le bonheur, a-t-il fini par dire.

Depuis le muret qui séparait le cloître de la prairie, la vue portait sur les vallons et sur cette petite chapelle blanche plantée au cœur de l'immensité verte. Le vent transportait avec lui l'odeur du grand tilleul en fleurs.

– Le docteur n'a pas voulu me prescrire d'antidépresseurs. Il m'a dit que je devais passer du temps sans hommes, comme si c'étaient eux qui me foutaient en l'air. En réalité, sans eux, je suis perdue, incapable. Leur attention m'alimente, Piet. Ils me font tenir debout.

J'étais presque certaine qu'il avait mis le téléphone sur haut-parleur pour pouvoir faire autre chose en me parlant.

– Tu n'es pas sans hommes.

– Si tu fais référence à la communauté de chanoines qui m'entoure, ça ne compte pas.

– Ce n'est pas ce que je veux dire, idiote. Les hommes de ta vie sont en toi, non ?

– C'est une allégorie très inadéquate.

– Ils sont là, dans ta mémoire. Ils ont marqué ta chair. Tu peux les utiliser. Fais-les rejaillir. Place-les à tes côtés. Cartographie. Analyse. Peut-être qu'elle est là, ta source. S'ils sont la condition de ta créativité, invite-les à ta table.

J'ai fermé les yeux de dépit.

– C'est une idée de merde, Piet.

– Ils t'ont mise dans cet état. Sers-toi d'eux pour t'en sortir, pour te connaître mieux. Et quand tu te connaîtras, tu seras libre. Ciao, poupée.

– Et comment je procède ?

Il avait raccroché. J'ai d'abord pensé que c'était un vieux con de Flamand, puis je me suis rappelé que c'était le seul qui croyait en moi. Qu'étaient-ils vraiment, mes hommes ? M'avaient-ils façonnée ? Ils étaient, pour la plupart, un conglomérat de malheurs. Les ténèbres en moi, c'étaient eux. N'empêche, j'ai revu chaque histoire qui jalonnait ces trente années de vie, et chaque histoire portait en elle quelque chose de singulier. Chacune d'elles m'avait menée à l'autre, et toutes, à leur façon, m'avaient nourrie, malmenée, rafistolée, défigurée, appris sur mon désir et mon plaisir, rendue heureuse parfois. Et si ces hommes, une fois conviés à ma table, avaient le pouvoir, dans leurs différences, leurs ombres et leur tendresse, de me dicter ce texte contre l'abattement ? Et si, par un tour de prestidigitation de l'esprit, je parvenais à une nouvelle interprétation du désastre ? Et si du malheur amoureux naissait la lumière ?

Je n'avais pas les ressources en moi pour mettre l'idée de mon éditeur en application. On ne trifouillait pas comme cela dans son passé, seule, dans l'urgence, sans armes ni gants. Il me fallait un guide, un coach ou un mode d'emploi, et Pieter avait visiblement mieux à faire que de me sauver la vie. Quant à mon psy, il était en train de jouer au golf à Madère, et je connaissais par cœur sa théorie de la peur de l'abandon qui semblait expliquer la quasi-totalité des misères humaines, les miennes en particulier. J'ai regardé les scouts chanter gaiement, comme si la planète se portait à merveille, comme si le monde entier ne courait pas à sa perte, j'ai grimacé, puis j'ai eu une idée. *Ne sois pas stupide*, murmurait un petit angelot posé sur mon épaule droite. *Qu'as-tu à perdre ?* susurrait une créature visqueuse agrippée à mon épaule gauche. J'ai regagné la maison et je suis montée au grenier. Je suis restée un instant face au livre gondolé. J'ai hésité. Je l'ai ouvert du bout des doigts. « Rituels de magie blanche à travers le monde : Europe », disait le premier chapitre. J'ai tourné les pages jusqu'à tomber sur ce que je cherchais. « Rituels et sacrilèges amoureux : autour du chagrin d'amour et de sa résolution ». J'ai lu. Ça ne m'a pas paru tiré par les cheveux. C'était à ma portée et ça rejoignait l'idée de Pieter : rassembler, étudier, décapiter. Le démon posé sur mon épaule gauche n'avait pas tort. Personne, à part l'angelot immaculé, n'était là pour me juger. J'ai fouillé dans les malles du grenier, j'ai déniché de belles feuilles format A3 entre les gouaches et les pinceaux, j'en ai pris deux que j'ai étalées par terre, j'y ai dessiné une grande ligne du temps. Dessus, j'ai tenté de remettre les noms sur les années correspondantes, j'ai tracé des colonnes. Le bon côtoyait l'innommable. Mon cœur s'emballait en repensant à l'un ou à l'autre. À genoux sur le sol crasseux du grenier, je traçais, méticuleuse, les noms des personnages de mon épopée. Je les prenais entre le pouce et l'index de mes souvenirs, je les couchais sur ma ligne du temps.

Une fois qu'ils furent tous là, sous mes yeux, j'ai senti que j'avais le pouvoir de les écraser d'un seul coup, de les réduire en une traînée sanguinolente, non sans avoir trempé et figé définitivement leurs couilles dans l'acrylique au préalable. L'idée énoncée, j'ai senti leurs misérables petites voix d'hommes me supplier de leur laisser une chance. La ligne du temps s'agitait sous mes yeux. Certains rampaient pour échapper à mon jugement. *Tsss tsss, où crois-tu aller comme ça, petit homme ?* songeais-je en les remettant à leur place, du bout du pied. Pour l'heure, j'avais encore besoin d'eux.

GRANDNID

À six ans, les garçons jouaient à soulever les jupes des filles. C'était à vomir, même à leur âge. Un jour, Ulysse, petit bouclé bien nommé, a pris ma défense. Jamais plus un garçon dans cette école primaire n'oserait m'embêter. Évidemment, je suis tombée amoureuse d'Ulysse. Ça a duré un bon moment. Jusqu'à ce qu'il mette enceinte Jeanne-la-parfaite, quinze ans plus tard.

Entre-temps, j'accompagnais régulièrement mes grands-parents à la messe, dans la paroisse d'un village de Calestienne, Grandnid, anciennement peuplé d'ouvriers carriers, miniers, de bûcherons, de charbonniers et de sabotiers. Grandnid est traversé par l'Eau Noire, une rivière limpide qui se jette un peu plus loin dans les grottes de Neptune, jusqu'à rejoindre l'Eau Blanche, pleine de boue crayeuse, pour former le Viroin après le village de Nismes et le Fondry des Chiens, canyon grandiose et insolite au cœur de ce paysage à l'agonie. Tous ces noms poétiques ne servaient qu'à tromper le marcheur égaré : point de dieu romain ou d'eau ensorcelée dans la région. Grandnid portait les balafres de la plupart des villages de mon enfance : de grosses pierres calcaires, des corons, un ciel bouché, trop bas, des vieux, un café, une épicerie avec sa clochette qui tinte quand on entre. Et l'église Saint-Sauveur, où je me rendais les dimanches matin.

Mes parents avaient perdu un enfant à la naissance, mon petit frère. Désormais séparés, en colère l'un contre l'autre et désaxés, ils avaient visiblement besoin de cuver leurs lendemains de cuite et de pleurer leur perte sans gamine dans les jambes, alors le week-end ils m'envoyaient chez mes grands-parents. Là où, précisément, avait été enterré le petit frère. Là où, précisément, ils ne mettaient plus les pieds. Le paysage, bucolique pour n'importe quel touriste de passage, ne m'apparaîtrait plus, à partir de la mise en terre, que comme le lieu fertilisateur d'ennui et de tristesse où reposait mon bébé frère. Les dimanches, donc, je parcourais ces routes sans âme, ces villages goudronnés, oubliés de tous. Impossible de s'imaginer romancière, ou cinéaste, ou femme d'affaires, ou même simplement d'imaginer qu'on survivrait à la laideur et à la morosité du coin. Tout ce qu'on pouvait faire, c'était prendre des coups au cœur en espérant ne pas rejoindre trop vite le club des suicidés de la région.

Dans l'église de Grandnid, les luminaires ressemblaient à des tasses posées sur leur sous-tasse, mais retournées et comme collées au plafond : le joyeux non-anniversaire d'Alice, c'était tous les dimanches à la messe. Nous arrivions toujours en retard, pressés par le ciel, le rite et la pluie, tout le monde était tendu dans la voiture et l'était encore en s'installant au dernier rang, sur l'une des chaises bancales, là où il restait de la place. Ma grand-mère me faisait du coude quand je levais un peu trop la tête, alors je lui expliquais ma tentative d'entrer dans une communication privilégiée avec Jésus, et elle me fichait la paix. J'ai fini par me lasser. J'avais mal au cou, à force, et je commençais à me rendre compte de l'extrême laideur du faux plafond. Les dalles en placo, qui ployaient par endroits, pouvaient s'effondrer à tout moment sur les fidèles. Il était évident que l'église avait de gros problèmes d'infiltration. Des rayures brunâtres coulaient le long des murs. Une cagnotte pour la paroisse avait été placée à hauteur du bénitier.

Comme ni Alice, ni le Lapin Blanc, ni Dieu ne se trouvaient dans cet amas de tasses inversées, j'ai dû me contraindre à regarder droit devant. Là où se trouvait Lucien. Il était l'unique rejeton d'un couple de paroissiens qui s'était lié d'amitié avec mes grands-parents. Il avait douze ans, le double de mon âge, des reflets roux, des yeux bleu aquarium et une coupe au bol. Du jour où j'ai quitté les tasses du regard, Cupidon ne cesserait de manquer sa cible.

À partir de là, je suis devenue assidue. Je réclamais de me rendre là où Lucien se rendait : Taizé, Lourdes, Vézelay, et même un hameau perdu en Lozère dont le mot d'ordre, emprunté à saint Bernard, était : « Les arbres et les rochers t'apprendront ce qu'aucun maître ne pourrait t'enseigner. » J'ai beaucoup écouté les arbres et les rochers ne rien me dire.

Je le suivais partout. Ma grand-mère était ravie que je parte de mon plein gré en pèlerinage et de me voir entamer naturellement mon catéchisme. Je portais le panier d'osier de la quête, j'allumais les cierges, je me recueillais avec ferveur. Tout ça pour qu'il me regarde. Aux célébrations de Noël, s'il ne m'adressait pas la parole, je passais la soirée enfermée dans ma chambre, sous les toits, à pleurer. Il est à noter que, dans le tiroir du bureau de cette chambre, ma grand-mère m'avait indiqué la cachette où se trouvait la seule photo prise de mon petit frère mort-né. Je dormais en présence de cette photo cachée. Avec le recul, je ne sais pas si je pleurais la mort, ou Lucien, ou si je pleurais l'incapacité de faire coexister les deux, la mort et l'amour, dans mon cœur de petite fille. Ce furent les pires Noëls de ma vie. Pendant six ans, je n'ai vu que lui, espéré que lui. J'en parlais à mes copines qui, à force, m'imploraient de la boucler. Elles me voyaient malheureuse et ne comprenaient pas qu'un inconnu puisse fendre à ce point le cœur de leur amie grassouillette.

Et puis un jour, il me demande comment je m'appelle. Le plus beau jour de mon enfance. Tout s'éclaire en moi. J'oublie que j'ai été triste. Il part à l'université. Je ne le revois plus pendant des années. J'arrête l'église, la quête, les pèlerinages, je ne monte plus dans la voiture qui traverse l'embranchement de l'Eau Blanche et de l'Eau Noire. Je grandis à l'écart des terres schisteuses de l'enfance, loin de la tombe du petit frère.

Étudiante dans la ville-monstre, je croise Lucien par hasard. Il n'a pas changé. Mon cœur bat comme avant. Il me donne rendez-vous, nous partageons une bière. Cet instant, je l'ai rêvé avec une telle intensité que je me demande si c'est bien réel, lui devant moi. Je cherche dans ses yeux bleus le miracle tant espéré. Nous marchons jusqu'au réduit qui lui sert de chambre. J'attends avec hâte la tendresse de ses mains, la douceur imaginée tout ce temps, sous les toits de la maison en pierre. Il fiche sa langue dans ma bouche, m'entraîne sur son lit une place, dit qu'il me veut, que je suis la plus belle fille du campus. Je me tiens allongée, son corps tout maigre contre le mien tout rond. Je ne comprends pas sa précipitation. Je pense : *je t'ai tant attendu, à toi de m'attendre un peu.* Mais comment peut-il savoir ? Comment peut-il deviner les sanglots de la chambre et la photo cachée ? Puis, d'un seul coup, la sensation qu'on enfonce ma tête dans un seau d'eau glacée. Toutes ces nuits de chagrin resurgissent, ces rêves éveillés où il me prend dans ses bras, mes larmes à Noël, ma douleur, mon insignifiance. Je ne le veux plus. *Tu as fait souffrir mon petit cœur de petite fille.* Maintenant que mon rêve se réalise, mes mains sont en feu, je ne peux plus rien toucher, son lit me brûle la peau, il me désire avec tant de maladresse que je me débats, je prétexte quelque chose, je cours dans la nuit, je rentre là où je peux, un immeuble, un café, je ne sais plus.

Je prends ma première leçon comme on prend un coup de poing.

Devant ma ligne du temps, je me souviens de cette phrase attribuée à Thérèse d'Avila : « Il y a plus de larmes versées sur les prières exaucées que sur celles qui ne le sont pas. » J'avais tellement espéré, imploré le ciel de faire venir à moi Lucien que le ciel avait fini par me l'accorder, mais sans égards ni précautions, comme un fauve à qui on jette négligemment de la viande à travers les barreaux d'une cage. Du rêve en pâture, mal emballé. *Tu l'as voulu, tu l'as eu.*

Chaque Noël, je pense aux petites filles qui pleurent, contorsionnées en elles-mêmes, désespérées, transparentes, incomprises. Je pense aux gamines qui voudraient être des femmes pour être à hauteur d'homme. Je voudrais les prévenir qu'elles se leurrent. Qu'elles restent donc petites encore un peu.

Qui suis-je, moi, dans ce grenier rempli de croûtes et de vieux outils, qui suis-je pour les alerter ? Pieter se trompe. Je ne peux pas redonner aux adolescents l'envie de vivre ni les convertir au pouvoir de l'ambition ou à l'influence de l'action et du travail sur leurs désirs. Ce sont des conneries qui font bien dans la bouche des autres. Dans celle de Jeanne-la-parfaite, par exemple. Pas dans la mienne. Mon enfance : de la rage où coulent encore l'Eau Blanche et l'Eau Noire.

J'ai pris un tube au hasard dans le panier où ma tante rangeait ses acryliques. Conformément au rituel, j'ai pressé le tube contre le nom de Lucien. Il ne méritait pas que je l'efface tout à fait. J'ai gardé la moitié de son nom. La part du rêve. L'illusion.

À l'office du tourisme (qui se situait entre la rue du Chanoine-Benazech et de l'Abbé-Gonzague-Florens mais dont l'adresse officielle indiquait sobrement « Le bourg »), j'ai cueilli tous les prospectus sur les activités de la région. Revenue à la maison, j'ai passé un coup d'éponge sur la table et je les ai disposés dessus. Si les hommes, comme le prétendait Pieter, étaient ma solution, c'était une solution de sangsue – par la saignée. Non, ce qu'il me fallait, c'était un remède bienfaisant. Une potion. Et quelle meilleure potion que le divertissement ? Il y avait bien l'alcool, mais contrairement au népenthès homérique qu'Hélène verse dans le verre de Ménélas, c'est une drogue qui ne dissipe pas la tristesse, ne calme pas la colère, n'abolit pas les maux, ne chasse pas l'ennui. L'alcool, c'est un truc de mortels : déficient par essence, faillible.

Les prospectus proposaient la visite d'un élevage d'autruches, la descente du Lot en kayak, la visite du musée Soulages. Soulages aurait été offensé que je contamine son outrenoir de génie avec mon noir de caveau, et je savais que si je regagnais Rodez je serais tentée par l'idée de reprendre un train vers Paris pour m'anesthésier à un homme-népenthès, ou par celle de marcher sur les traces d'Artaud fou, ce qui m'aurait définitivement achevée. J'ai saisi le fascicule du GR65, la via Podiensis que les pèlerins empruntent depuis plus de mille ans, juste pour faire comme eux, par curiosité, et aussi parce que j'avais cinq kilos à perdre. J'ai enfilé un T-shirt, un legging, les chaussures de rando de ma tante et un bob crasseux. Je suis descendue par la rue Charlemagne, conformément au balisage. J'étais contente d'avoir un but. Peut-être est-ce comme ça que s'en sortent les gens qui vont bien : en se fixant de petits buts, en vivant heureux de petit but en petit but, jusqu'à la mort du but – leur propre mort. Je pensais cela sans mépris. Au contraire, j'enviais les gens trop occupés qui se plaignent de l'être. Je ne pouvais jamais dire que j'étais surmenée. Si je le faisais, on me rétorquait que je m'en sortais plutôt bien pour une fille sans travail. Je ne mouftais pas. J'avais choisi la baise et l'écriture plutôt que les études et la banque. Si je m'étais trompée de direction, j'en étais seule responsable.

Après avoir suivi une famille nombreuse qui tirait un pauvre âne chargé de matériel de camping, j'ai décidé que je préférais marcher seule plutôt que de subir les gamins brailleurs et j'ai accéléré. Une fois arrivé en bas du village, il fallait traverser un pont datant du Moyen Âge – ce qu'indiquait une pancarte de l'Unesco plantée dessus. J'ai trouvé ça touchant de me tenir là, sur ce pont de grès rose où d'autres s'étaient tenus, avaient vu ce que je voyais, avaient espéré, cherché, rêvé. Pour tous ces marcheurs, il y avait eu, dans leur vie, un avant et un après ce pont sur le Dourdou. Qui sait, peut-être que mon âme, en ce moment même, entrait en communion avec ces âmes de jadis, que quelque chose nous reliait, la marche, l'eau rouge en contrebas, la pensée commune, à cet endroit précis, d'une fraternité noueuse entre les êtres, morts et vivants.

Il a suffi d'une rafale de vent sec pour me faire reprendre mes esprits : il n'y avait rien d'autre sur ce pont que mes tracas, mon corps privé des mains des hommes, mon cerveau qui refusait de s'apaiser en entendant le clapotis de l'eau, et à mes pieds cette rivière dans laquelle gisaient des pots de terre cuite balancés là, de colère ou de lassitude, et qui n'en avait rien à faire des millions d'âmes tourmentées qui l'avaient enjambée.

J'ai amorcé la montée à travers bois. Je me suis mise à transpirer, à avoir soif comme l'idiote dépourvue de gourde que j'étais. Les bruits de la forêt amplifiaient les miens, j'étais seule avec l'effort sans rien pour me divertir que mes idées noires, la soif et la douleur de mes muscles tendus, mal habitués. Et puis, enfin, je l'ai vue. La chapelle blanche. De petits insectes s'abreuvaient à ma peau perlée, je les chassais, ils revenaient, lapaient encore ma sueur avant de périr sous ma paume agacée.

Je suis entrée. J'ai touché du bout des doigts la grosse corde reliée à la cloche sans oser la faire sonner comme c'était d'usage chez les pèlerins. Méritais-je l'accès à ce petit temple spirituel ? On me le rabâchait depuis l'enfance : il y avait les filles méritantes et les autres, les *à peu près*, les *pas vraiment*, les inabouties. Aux yeux de ceux qui me le répétaient, je savais à quelle catégorie j'appartenais.

À l'intérieur, dix chaises, cinq contre chaque mur. Au fond de la chapelle, un petit autel couvert d'intentions éparses était surmonté d'une statue de sainte Foy d'Agen, la jeune martyre vénérée à Conques. Elle avait le regard tendre et de longs cheveux bruns, maintenus par une couronne, qui ondulaient sur sa tunique claire jusqu'à hauteur de l'épée qu'elle tenait entre ses deux mains. Je me suis assise sur l'une des chaises trop basses et je suis restée un moment à regarder la sainte. Une fois que l'effort de la marche se fut apaisé, j'ai senti venir à moi des prières oubliées. Celles de Grandnid qui, érodées par l'Eau Blanche et l'Eau Noire, me revenaient, incomplètes. Tout surgissait en même temps, mes plaintes, le népenthès homérique, la maison en ruine de Suzanne, mon manque de courage face à l'adversité. *Montre-moi le chemin, ô Sainte, toi qui accomplis les miracles, montre-moi la route à suivre.* Je gémissais, mains jointes, yeux clos, à présent tombée de ma chaise, à genoux devant l'autel ; je priais trop fort pour que ce soient de bonnes prières. La difficulté de l'ascension de la colline rejaillissait en sanglots confus. Comme si cela ne suffisait pas, je m'insultais bruyamment : *et maintenant, tu pleures devant une statue ? Va donc te saouler, petite morveuse, plutôt que d'implorer l'invisible à qui tu ne sais pas t'adresser.* Et les pleurs reprenaient, et les insectes revenaient boire à mes larmes. Ça a continué jusqu'à ce que je sente une grosse langue humide et râpeuse sur ma joue. J'ai rouvert les yeux et je me suis retrouvée nez à nez avec l'âne qui me regardait, ses deux oreilles pointées vers le haut, et qui, lui aussi, semblait trouver mes larmes à son goût.

Je me suis sentie visqueuse jusqu'au village. L'âne avait laissé une substance gluante sur ma joue et, parce que j'avais pris goût au massacre, des dizaines de cadavres de mouchettes tachetaient mes bras nus. J'ai ouvert la porte de la cuisine, j'ai passé ma tête sous l'eau et j'ai bu à m'en faire craquer le ventre. En relevant la tête, je me suis aperçue qu'une fille de mon âge était assise sur le banc défoncé de la terrasse.

– Je peux vous aider ?

Elle était propre sur elle, vêtue d'un bermuda bleu marine et d'une chemise de lin beige. Elle m'a toisée en me prenant de haut, snobinarde, comme si elle était sur ses terres.

– Ton mur penche sur le mien.

– Quoi ?

Elle m'a fait signe de la suivre. Nous sommes descendues dans la rue jusqu'à la grande porte en bois de la cave. Je me suis approchée de la frontière quasi mitoyenne entre les deux maisons. À l'évidence, nos murs flirtaient, mais je ne trouvais pas que celui de ma tante était de guingois. Au contraire, la cime de celui de la voisine semblait furieusement vouloir entrer en contact avec ma gouttière.

– Tu devrais faire quelque chose, a dit la fille, avant que ma mère n'appelle l'expert.

– Ce n'est pas chez moi. Vous devriez attendre le retour de ma tante.

– Ton mur va s'écrouler sur le nôtre.

– Je vais voir ce que je peux faire.

– Tu as deux jours. Après ça, tout ce que la famille entreprendra sera à tes frais. Mon frère est avocat, tu recevras un devis *via* son cabinet.

Elle m'a plantée là. Je suis remontée tout en composant le numéro de Suzanne, qui ne répondait pas. J'ai rappelé une fois, deux fois, dix fois. Mes mains tremblaient et mes cuisses, affaiblies par la marche, peinaient à rester solides sur leurs appuis.

– Apolline chérie ?

– Suzy, il y a un souci avec ta maison.

– Je t'entends mal, chérie, je suis à Murano. *Sì, tesoro, ordina una bottiglia…*

– Suzy ?

– Je suis avec Rino. Je t'ai déjà parlé de lui ? On s'est rencontrés à la *Festa del Lardo di Colonnata*.

– Il me faut tes papiers de l'assurance habitation. Il y a un problème avec la voisine, elle prétend que ton mur penche sur le sien.

– Bien sûr que non.

– Dis-moi où sont les papiers.

Silence.

– Suzanne ?

– Excuse-moi, je disais à Rino de commander des *fettuccine al burro*. Chérie, la maison n'est pas assurée.

– Ta maison n'est pas assurée ?

– C'est toujours quand on a peur et qu'on se prémunit contre elle, la peur, que les drames surviennent. Je n'assure jamais rien, il ne m'arrive jamais rien. Dis à la voisine de se mêler de ses oignons. *Ti amo, mia figlioccia.*

Elle a raccroché. Je me suis mise à fouiller dans tous les tiroirs. Comment pouvait-on être inconséquente à ce point ? Désinvolte à ce point ? Comment faisaient-ils, elle et ces gens qui refusent le poids du réel ? Comment échappaient-ils aux responsabilités ? Elle n'était même pas riche, bon sang ! J'ai compris, alors que je pestais contre son insupportable légèreté, que j'étais en train de m'attacher à cette foutue baraque qu'on accusait sans raison. Tant que je prendrais soin d'elle, elle veillerait sur moi. Tel semblait être le pacte silencieux que nous avions conclu.

J'ai rassemblé les outils de jardinage et je suis montée voir comment dégager les ronces qui obstruaient le passage au fameux mur soi-disant de guingois. Alors, je verrais qui avait raison. J'étais poisseuse, couverte des marques de la balade, de la langue de l'âne, des griffures des buissons sur mes bras nus, des insectes achevés d'un coup de paume, du regard méprisant de la voisine. Poisseuse du regard que j'avais sur moi-même. Cette crasse-là importait plus que les autres. Combien de temps me faudrait-il pour en limiter l'étendue ? J'ai enfilé une paire de gants rêches, j'ai désinfecté le sécateur et, guidée par la rage d'en finir et de prouver à la voisine que c'était ma maison la droite, la solide, celle qui ne ployait pas, je me suis mise à déblayer ce qui obstruait la frontière entre nos deux murs rivaux.

LA BASE MILITAIRE

J'avais écopé d'un appareil dentaire de luxe : des plaquettes en céramique transparente, Rolls-Royce des bagues, que tous les autres m'enviaient – du moins ceux à la dentition aussi aléatoire que la mienne. Le problème, avec ces plaquettes révolutionnaires, c'est qu'elles prenaient la couleur des aliments. Elles devenaient vertes quand je mangeais des épinards, jaunes quand je croquais dans mon sandwich au curry, rouges quand je buvais le verre de vin autorisé par ma mère le vendredi soir. J'avais la bouche arc-en-ciel.

Là-dessus, soirée dans une ferme brabançonne. Un blond, dents parfaites, lui, quatorze ans comme moi, monte sur la table pour réciter les poèmes qu'il a écrits le matin même. À cause de ses dents, je tombe amoureuse sur-le-champ. Nous nous revoyons, premier baiser jaune curry. Des jours, ensuite, à guetter sa présence sur MSN. Chaque fois qu'il est en ligne mon cœur s'emballe, ou plutôt : mon cœur-sous-mon-sein, parce que, à quatorze ans, j'ai deux amas de chair qui défient n'importe quelle concurrente du même âge. Victor connecté, mon cœur-sein s'emballe. Victor déconnecté, je veux mourir. Je suis tellement collée à l'écran de l'ordinateur familial à cette période que ma vue baisse. Alors que rien ne m'y prédestinait, en plus d'être appareillée, je deviens myope.

Ma mère a économisé pendant un an, petit sou par petit sou, pour nous offrir un voyage à Manhattan. Là-bas, je suis malheureuse. Victor ne me répond pas. Victor ne m'écrit pas. Central Park, le MoMa, le Guggenheim sont réduits à ma vision brouillée ; ils ne tiennent pas dans mon regard triste. Dehors, on fête Halloween. Ma mère, qui boit une bouteille dans un emballage en kraft, me reproche de tirer la gueule, je gâche ses vacances, je ne suis jamais contente, je suis indigne de ses économies de bouts de ficelle, une enfant gâtée. C'est fou ce qu'on me la répétera, cette phrase, tout au long de ma vie, dès que je manifesterai mon mécontentement : « Tu n'es qu'une enfant gâtée. » J'étais gâtée de tout, sauf de l'attention dont j'avais besoin.

Dans l'avion du retour, je gribouille des pensées noires dans mon journal intime, je farfouille dans mon appareil dentaire avec l'ongle de mon petit doigt. J'y fais de surprenantes découvertes : un pépin de mûre, un filament d'ananas. Je suis une sale petite égoïste, répète ma mère qui ne décolère pas, les pieds gonflés dans ses talons aiguilles qu'elle ne quitte pas. Si la gamine de l'époque avait pu mettre des mots sur ce qui lui arrivait, ça aurait probablement donné ceci : *je suis toute creuse, maman, rassure-moi, dis-moi que la vie n'est pas logée dans ce creux-là, il est insupportable, remplis-le pour moi, aide-moi.*

À notre retour, nous installons le bivouac familial dans le jardin d'un presbytère. Nous n'avons pas de toit, des caravanes nous servent de bureaux et de chambres. Dès qu'on se pose quelque part, maman tombe enceinte.

Victor vient me retrouver. Nous marchons le long de la base militaire d'en face. Les avions décollent, on ne s'entend pas. Il vit dans une grande ferme transformée en théâtre, sa mère est une bourgeoise acoquinée à un saltimbanque. Victor a les mêmes dents que sa mère.

La veille, un chanteur est venu partager un repas sur nos canapés miteux, entre nos caravanes, au milieu du jardin du presbytère. Il est connu, ici, il chante en wallon, la langue de mes ancêtres. Il revient de l'île de Pâques, il m'aime bien, je l'adore. Il est une percée de lumière dans une vie que je ne me suis pas choisie. Quand il me regarde, je sais qu'il me voit.

– Tu prends toute la place en moi, je dis à Victor en désignant mon cœur-sein.

Un avion de la base militaire décolle, mes longs cheveux s'envolent et s'emmêlent devant mon visage.

– Tu aimes mes cheveux ?

Il m'embrasse. Je sens le petit duvet sur sa lèvre supérieure et son odeur, ma toute première odeur d'homme.

– Un peu, il répond. Pas autant que ceux de Sandra, mon ancienne petite amie. Sandra, elle a les plus jolis cheveux du monde.

Mon cœur-sein me tombe dans les mains. Toute ma vie, je me demanderai si l'homme que j'aime préfère les cheveux d'une autre.

– Tu as déjà eu une petite amie ?

Il répète :

– Sandra.

– Et tu… tu l'as déjà fait avec Sandra ?

Il fait oui de la tête.

– Quand tu étais là-bas en Amérique. Je n'arrivais pas à me décider entre vous deux.

Pour ne pas tomber je m'accroche à la grille qui longe l'aérodrome, la lance de Victor plantée dans mon cœur-sein, je cours loin de la base militaire, sous les avions de chasse, je cours ma colère jusqu'au bivouac où deux de mes petits frères sont déjà nés, l'un hurle dans la caravane où il dort, l'autre se balade à quatre pattes, vêtu d'une couche, sur le tapis persan élimé. Je cherche ma mère des yeux pour savoir comment me cacher d'elle. Elle fume un cigare, assise sur une tombe abandonnée. Je me réfugie dans le presbytère silencieux. J'espère qu'une main céleste va me tirer de là, ou peut-être celle du chanteur revenu de l'île de Pâques. Lui, je le sais, verrait au-delà de l'adolescente humiliée, lui verrait un chemin, mais il est parti la veille, il a quitté le bivouac pour sa propre maison et sa propre détresse sans me dire qu'il pressentait que je m'en sortirais, qu'il y aurait d'autres odeurs et d'autres lèvres, mais les chanteurs aux cheveux blancs ne sont pas là pour nous rassurer, eux aussi ont peur, eux aussi se cachent pour pleurer, pourquoi ne m'a-t-il rien dit s'il savait ? J'espère une grâce au milieu du vacarme des avions de chasse, celle, précisément, que les filles de quatorze ans n'obtiennent pas. La vie veut qu'elles prennent l'amour comme on prend des gifles. Quand je reviens à la base militaire, Victor n'est plus là. Il a choisi celle qui a les plus beaux cheveux.

Je le revois plus tard, on a grandi. Mes dents sont parfaites. Je tente un pas vers lui, mendiante d'une parole douce, encore, après toutes ces années. Dès que j'ose quelque chose de tendre, un mot, un compliment, un sourire, il me le tranche et me le renvoie comme mille couteaux. C'est comme ça que sont les hommes, me dit ma mère à qui pourtant je ne me confie pas.

Alors que je guéris de lui, Victor m'écrit. Il écrit pour me faire du mal, parce que ça lui plaît de savoir qu'il peut me faire tout le mal qu'il veut sans que je lui en fasse en retour, il m'écrit pour me dire qu'il fréquente une fille du conservatoire. Il tombe carrément amoureux d'elle quand il apprend qu'elle le trompe avec son professeur de piano marié. « Tu vois, Apolline, l'aimer malgré ce qu'elle a fait, l'aimer plus fort précisément à cause de ce qu'elle a fait, c'est ça, l'amour, le vrai. Mais que sais-tu de l'amour ? »

J'imagine ses cheveux à elle, et je tire ma leçon. Un homme désire ce qui lui est soustrait, confisqué, et c'est ce qu'il te faudra faire à présent – te dérober pour être désirée.

Avant d'aller dormir, j'ai tenté de faire partir l'acrylique sur mes doigts, les deux doigts avec lesquels j'ai effacé son prénom. Victor est une tache rouge sur ma ligne du temps. Il n'y apparaît plus qu'en tant que tache. Pieter avait tort : j'étais incapable de transformer ou de dévier rétrospectivement l'impact de ce genre de balle. Il demeurait là, rougeoyant. L'impact Victor. L'enfant de quatorze ans figée dans le temps, prise dans le formol de ma mémoire, triste de ses cheveux sans tenue. Victor lui avait déboîté le cœur-sein. Je ne pouvais plus rien pour elle.

Les épines des ronces avaient entaillé mes avant-bras qui picotaient sous le jet d'eau du robinet. Je suis allée me coucher. Dans mon lit, j'ai repensé au mur. À cause du mur, impossible de trouver le sommeil. J'étais agitée comme si j'en étais éprise, obligée à sa cause. Rien ne m'inquiétait tant que ces grosses pierres de pays qui apparaissaient en surimpression sous mes paupières closes. Je devais les défendre, c'était une évidence, mais je n'avais jamais rien sauvé de ma vie. J'avais échoué à libérer le bourdon du bus qui m'avait menée au village, tout comme j'échouais à libérer les hommes en moi : j'étais enchaînée à leur souvenir et à leurs odeurs, malgré le temps, malgré leur multitude. Et voilà que cette voisine m'enfermait davantage. J'étais une prisonnière à qui on demandait d'évaluer la stabilité de sa geôle. Comment le pouvais-je ? Et si je ne dormais pas je le pourrais encore moins demain, si je ne dormais pas je tomberais malade, si je ne dormais pas j'allais m'éteindre, mourir comme meurent les corps privés de repos. Je ne suis plus juste une fille qui va mal, pensais-je, mais une fille qui va mal *et* qui ne dort pas, j'ai le cerveau qui surchauffe, qui me refuse la nuit, le seul endroit où je peux me désappartenir, me libérer de moi, survoler les lacs et les monastères cachés des montagnes, la seule grâce qui m'est accordée : celle où mon corps tout entier est en veille, où il me fait pousser des ongles, des cheveux, où il me répare. Sans la nuit protectrice, ce n'était plus seulement ma tête qui était malade, c'était aussi mon corps qui ne cicatrisait pas, mon cœur-sein frappé, refrappé.

Ce mur apparaissait de plus en plus grand à ma vision nocturne, il m'écrasait, me dominait comme dans un film expressionniste allemand. C'est l'image qui m'est venue. Un mur Caligari, Metropolis, Nosferatu. Nous étions devenus insécables, lui et moi. Le minéral s'était greffé sur mon âme. Qui pouvait jurer que les pierres ne se transformaient pas, elles aussi, au contact de nos malheurs ? Peut-être que j'étais la seule coupable de l'affaissement de cette paroi. Peut-être que si je retrouvais mon docteur pour lui dire que j'étais triste au point que les remparts se déforment à mon approche, il m'accorderait enfin ces fichus cachets.

Il faut croire que j'avais fini par m'assoupir au petit matin, parce que quand j'ai ouvert la fenêtre, je me suis retrouvée face à une horde de touristes, de celles qui arrivent par cars entiers et qui se déversent dans les restaurants du village. Il devait être midi passé.

– Suzaaaaaanne ?

– Je m'appelle Apolline ! j'ai crié à la voisine.

– Viens ici. J'ai des pommes de terre pour toi.

– Super, j'ai ronchonné en enfilant un T-shirt.

Je suis descendue dans la rue, j'ai poussé la lourde porte cochère, j'ai grimpé quelques marches dans la pénombre et j'ai frappé à la porte.

– Entre, entre.

À l'intérieur, c'était aussi vieillot que je m'y attendais. La voisine en question était minuscule. Des pinces retenaient ses courts cheveux blancs de part et d'autre d'une raie centrale. Un pied emmitouflé dans une grosse chaussure orthopédique, elle était assise devant l'unique fenêtre du salon, d'où on voyait le vallon que formaient deux collines au loin.

Elle a dit :

– Les châtaigniers sont en fleurs.

Puis elle a fait un vague geste de la main qui désignait la cuisine.

– Prends des noix et des pêches, prends des pêches.

– C'est gentil de votre part, mais…

– Prends aussi le poulet dans la casserole.

– Non, je…

– Prends le poulet dans la casserole. Les assiettes sont là.

Elle a désigné l'armoire dans l'espace flou derrière elle. Il a fallu que je m'exécute pour sentir qu'elle avait enfin détourné le regard du paysage. Ses yeux étaient braqués sur mon dos. Ce n'est pas qu'elle me surveillait. C'était un regard curieux qui cherchait à comprendre comment se mouvait une jeune fille de la ville. Pis : une étrangère. Que je le veuille ou non perduraient quelques résidus de mon accent du Nord. Plus je manquais de sommeil, plus je parlais du nez, comme s'il y avait du réconfort à regagner les intonations de ma patrie. À Paris, malgré mes efforts pour ne pas être prise pour une provinciale, on tiquait sur les *huit* que je prononçais *houit*, les *vingt* que je disais *vinte*, sur mes *savoir* qui voulaient dire *pouvoir*. Il m'arrivait encore de m'écrier, et cela m'échappait alors : *je vais à la toilette, ça drache dehors, tape ça-là* ; les archaïques *je vais souper, à tantôt, septante* et *nonante*. Tout le monde trouvait ça d'un charme dépaysant. Les Wallons avaient cela pour eux de ne pas être menaçants, de ne chercher ni la lumière ni la concurrence : nous étions et resterions un peuple de braves, de drôles, de gentils un peu benêts qui ne feraient jamais d'ombre aux Français. Les bons Belges. En mettant de l'ordre dans la maison de ma tante, en me parlant à voix haute ou en observant les touristes, j'avais laissé échapper quelques expressions d'agacement, des résidus de wallon de Namur, de Liège, des miettes de brusseleir. Cette langue perdurait en moi principalement à travers ses exclamations et ses insultes. Je savais que la vieille Alice m'avait entendue par les fenêtres ouvertes. Que, depuis, j'étais devenue une curiosité. Elle m'avait invitée pour me voir de plus près, pour comprendre d'où venaient ces sons étranges, les grognements en langue inconnue de cette fille qui dormait chez Suzanne.

Je me suis donc retrouvée avec, dans une main, une assiette pleine de poulet aux courgettes qui baignaient dans l'huile, le beurre, le saindoux ou que sais-je, et, dans l'autre, un sac de noix accompagné d'un kilo de pêches. Quand j'ai voulu la saluer, elle avait regagné son vallon et ses châtaigniers en fleurs.

– Éteins la lumière et tire la porte en sortant.

– Merci encore.

Je sentais mon chignon de la nuit précédente s'affaisser de plus en plus contre mon oreille droite.

– Tire la porte.

– Au revoir, madame.

– Alice.

– Madame Alice.

– Alice.

– Au revoir.

À l'extérieur, il faisait déjà chaud. Avant de monter poser les pêches et les noix dans la cuisine, je suis retournée inspecter l'écart entre les deux murs. J'avais déblayé la veille ce qui, là-haut, empêchait d'y voir clair. Quand je me plaçais du côté de la voisine, il fallait admettre que mon mur avait tendance, comme un ventre trop plein, à chercher le contact avec l'autre mur dans les deux ou trois premiers mètres à partir du sol. Cependant, si je regardais la perspective de mon côté, c'était le sien, deux ou trois mètres avant le début du toit, qui menaçait le mien. En fait, on aurait dit qu'au fil des siècles nos murs s'étaient agencés l'un à l'autre pour former un *S*. Je suis allée mettre le poulet au frigo et j'ai repris ma ligne du temps.

LES DAUPHINS

Mon lycée était traversé par une rue. Il n'y avait pas de grille, rien pour le délimiter du restant de la ville-monstre avec laquelle il se confondait. Des mamans traînaient poussettes et braillards dans la cour. Des vieux passaient avec leur déambulateur. Entre ses murs ? Des fils d'universitaires, principalement, et des gosses d'artistes, comme moi, grâce à qui cette vénérable institution catholique pouvait se targuer d'un cachet bohème. Les places étaient chères : des parents, avant chaque rentrée des classes, campaient devant les portes pour être certains de pouvoir y inscrire leurs mômes. C'était un moindre mal pour pouvoir se vanter ensuite auprès des pauvres ploucs dont les gamins fréquentaient les établissements non confessionnels dont le niveau pêchait, faute de moyens. Ils prenaient bien soin d'omettre qu'ils avaient campé comme des miséreux devant les grilles de l'école pour obtenir ce privilège.

C'était long et pénible comme les études secondaires. Terriblement long, terriblement pénible.

Les jeunes ne *se* fichent pas en l'air, *on* les fiche en l'air et *on* s'affole : « Elle a utilisé une lame, elle est anorexique, elle est boulimique, elle couche avec n'importe qui, elle se fait vomir, elle sèche les cours. » Bon sang, il suffit de voir où on nous parque et comment on nous parle. On cherche chez les adolescents ce qui disjoncte quand l'ivraie se trouve chez ceux qui les veulent copie conforme, duplicata, chez ceux qui les lissent, qui gomment ce qui dépasse, ce qui dépasse et qui fait peur aux anciens et qui les renvoie à ce qu'ils craignent le plus : leur propre mort. Les jeunes ne sont pas des problèmes. Ils sont des boules de feu amorties par des titans de glace.

Un jour que j'étais dehors avec une fille que je fréquentais parce qu'elle avait déjà fait l'amour avec quatre ou cinq types et que je trouvais ça formidable d'avoir un palmarès de ce genre à quinze ans, qui était aussi mon âge, elle m'a fait du coude pour me dire qu'un terminale me regardait par la fenêtre. Il était en cours, m'a fait un signe de la main, je lui ai rendu son salut, c'était bouclé. Enfin, j'ai d'abord eu un ou deux pépins. Le type s'appelait Noah. Or, j'avais une amie sourde qui était amoureuse d'un Noah, elle aussi. J'ai mis quarante-huit heures à comprendre que les deux Noah n'étaient en fait qu'un seul et même pauvre gars. J'ai mis moins de temps à comprendre que moi je n'étais pas sourde et que la vie serait toujours plus simple et sans doute moins discriminante avec mes capacités auditives. J'ai perdu une bonne amie, la première d'une longue série à qui j'arracherais des crétins juste pour me rassurer sur ma capacité à plaire. N'empêche, j'avais appris la langue des signes très tôt, et mes mains, qui se sont vite retrouvées toutes connes à ne plus signer à mon amie, ont bien dû s'occuper d'autre chose. D'un garçon, donc.

On se retrouvait chez lui. Il vivait dans le plus moche lotissement du monde, sans exagérer. Si vous quittiez la ville-monstre et que vous rouliez jusqu'au zoning-nord, vous atterrissiez sur ce que la Wallonie a de pire : la brique. Noah vivait donc dans la dernière habitation d'un entrelacs de briques beiges, de toits de tuiles rousses, toutes semblables dans leur forme, leur jardinet et leur double garage. L'odeur qui régnait chez ces gens de la classe moyenne vous pénétrait sans prévenir et se décantait en vous comme un bonbon mentholé. Je ne pense pas, avec le recul, qu'il s'agissait de l'odeur des produits d'entretien. C'était leur odeur à eux, qui imprégnait tout : les murs, le linge, le mobilier. L'odeur du dédain. La mère de Noah me détestait, moi et mes nomades de parents. Elle et son mari voulaient mieux pour leur fils. Une fille du même lotissement aurait fait leur bonheur.

Pour s'envoyer en l'air, on a dû ruser. Il m'a emmenée chez lui un soir. J'ai respiré un grand coup l'air frais du dehors avant de m'introduire dans la résidence pestilentielle. Sur sa couette étaient imprimés deux dauphins en taille réelle. L'autel de mon dépucelage : deux gros mammifères marins souriants. Noah s'y est pris comme il pouvait mais, je l'ignorais à l'époque, sa verge pulvérisait la moyenne nationale – je n'avais pas encore de quoi établir ce tableau comparatif secret qu'on finit toutes par avoir, à force. Le préservatif, qui n'était visiblement pas plus préparé que moi, a craqué, et je me suis retrouvée à la pharmacie de garde par –3 °C à quémander la pilule du lendemain, en pyjama dans mes bottes.

Noah, à ce moment-là, venait de rompre avec une fille qui avait des sourcils beaucoup trop épilés. On aurait dit un portrait de Cyndi Lauper peint par De Chirico. Je ne pouvais pas dire ça à Noah, qui ne connaissait ni l'un ni l'autre et qui y aurait peut-être vu un compliment. Bref, j'étais jalouse, mais pas stupide : comme je le pressentais, il est vite retourné avec elle. Trous dans le cœur, rideaux de ma caravane déchirés sous le coup de la colère. J'ai sérieusement pensé à me suicider avec les picots de la famille hérisson qui avait élu domicile dans le bivouac familial, mais il aurait fallu pour ça les exterminer d'abord, ce qui m'embêtait un peu. Noah est revenu. Je suis allée trouver la fille vulgaire sans sourcils pour lui dire qu'il m'appartenait, que je la détestais, qu'elle n'avait qu'à crever dans son quart-monde de merde et, m'apercevant que j'étais sans doute plus pauvre et démunie qu'elle, je lui ai demandé humblement si elle aimait faire l'amour avec Noah. J'étais un peu bourrée. Elle m'a regardée dans les yeux et m'a répondu en riant : « Tu sais qu'il a une queue magique, non ? » Je n'en savais foutrement rien, je ne pouvais pas comparer, il était mon premier et j'avais eu mal. Noah est finalement parti pour une grande rousse qui, elle, devait le savoir, et j'ai tiré ma leçon.

Sur ma ligne du temps, j'ai mis le nom de Noah entre deux mâchoires de crocodile. Aujourd'hui, Noah vit dans une yourte implantée à côté d'un zoo, à cinquante mètres d'une pizzeria, avec sa femme et leurs deux enfants. Il a les cheveux blancs. À cause de ça, et aussi à cause de la couette aux imprimés dauphins, je ne parviens pas à le détester tout à fait.

En regardant ma ligne du temps, j'ai l'impression de revoir ces affiches en papier qu'on accroche sur les cibles lors de séances de tir. C'est une ligne du temps objective, avec des dates, des prénoms, mais mon cœur, lui, ressemble à ces affiches pleines d'impacts sur lesquelles on s'acharne dans l'espoir d'atteindre sa cible. Qui a dit que ça s'oubliait ? Qui a dit que seuls les hommes avaient le pouvoir de combler les marques rougeâtres laissées par leurs frères avant eux ?

On a frappé à la porte. Je suis descendue ouvrir.

– Vous n'êtes pas venue aux complies hier soir, a dit frère Charles.

J'ai soupiré. Il fallait que je lui avoue, même si je voulais qu'il pense du bien de moi.

– Je ne crois pas en Dieu.

Il y a eu un grand silence, puis :

– Vous avez du café ?

Il est entré sans que je l'y invite. Il a écarquillé les yeux.

– C'est méconnaissable !

– Il faut encore refaire l'électricité, les plombs sautent. La porte du frigo ne ferme pas correctement.

À mesure que je citais les avaries du lieu, il s'y dirigeait spontanément, y jetait un œil, commentait à voix basse. En attendant, j'ai lancé le percolateur. Je suis revenue en lui tendant une tasse de café.

– Et j'ai un problème avec le mur. La voisine et sa fille pensent qu'il va s'écrouler sur le leur.

– Vous voulez régler quoi en premier ? Dieu ou le mur ?

J'ai souri, il m'a rendu mon sourire. Mon sourire à moi se questionnait : « Est-ce que faire l'amour avec un moine garantit une plus grande intensité à l'acte ? Est-ce que voler quelqu'un à Dieu double le plaisir ? » Avec le temps, sauf pour les types qui s'y prenaient comme des manches, j'avais eu la révélation amère que tous les rapports sexuels se ressemblaient. Pouvais-je vraiment placer un garçon à la première place du podium ? Les débuts passionnés étaient plus ou moins les mêmes. La qualité du sexe se mesurait à l'aune de mon degré d'excitation, rarement à celle de l'aptitude du gars.

– Je vais revenir avec des outils vous arranger tout ça.

J'ai cru qu'il parlait de moi. Un moine, ça avait des sortes de don, non ? Peut-être que s'il apposait ses belles mains sur mon cœur, il pourrait me rafistoler. Puis j'ai pensé à Rockstar et à la fille qui avait pris ma place dans son salon bling-bling. Peut-être qu'elle aimait le Jack Daniel's, elle. Les yeux de frère Charles semblaient tellement curieux que j'ai craint qu'il ne lise en moi avec un peu trop de facilité. Dans le doute, j'ai visualisé une nidification de cigognes.

– Merci pour votre aide.

Je l'ai raccompagné à la porte.

– Vous savez pourquoi vous croyez en Dieu ? m'a-t-il demandé sur le seuil.

– Je ne crois pas en Dieu.

– Parce que vous avez rangé la maison de votre tante.

– J'ai fait ça pour ne pas mourir, j'ai rétorqué à moitié sérieusement.

– Essayer de ne pas mourir, c'est croire en Dieu.

– C'est une définition fort approximative.

– Vous êtes mal placée pour définir la foi. Je reviens avec les outils.

J'ai sorti du frigo les restes du poulet de la vieille Alice. Je me suis efforcée d'en manger un peu. C'était gras et bon comme de la potion magique. J'avais besoin de forces pour ce qui allait suivre. J'allais me cuiter, c'était évident, mais pas avant d'avoir affronté ce gros connard de fils de chien.

BLOBFISH

La première du nouveau spectacle s'était déroulée à l'écart de la ville-monstre, sur le terrain où on tolère les gens du voyage et ceux du théâtre itinérant dont je faisais partie. Des guirlandes avaient été suspendues pour l'occasion entre les mâts des chapiteaux. Je ne me sentais pas trop malheureuse. Je n'étais pas guérie des trahisons de Noah, mais dès que j'avais un coup de blues je me persuadais qu'avec le temps il aurait fini par dégager la même odeur pestilentielle que ses géniteurs et que c'était un mal pour un bien d'avoir eu le cœur brisé avant qu'il n'empeste à son tour.

J'étais donc chez moi, sur ce terrain habité par les gitans, les clodos et les migrants. La gamine des roulottes était devenue une femme de vingt ans qui connaissait par cœur ces soirées où les mondains viennent s'encanailler avec la troupe, où les comédiens changent leurs draps dans l'espoir, souvent heureux, de ramener une fille du public qui veille un peu tard avec nous, les forains. Mes quatre nouveaux frangins couraient entre les jambes des invités, je me glissais moi-même là où s'étaient formés les groupes les plus intéressants. Nous discutions du public, qui avait été plutôt enthousiaste ce soir-là. Mon beau-père débriefait avec le dramaturge qui avait l'air accablé comme le sont les dramaturges.

La troupe s'était agrandie. Certains visages m'étaient vaguement familiers. Malgré tout, je ne pouvais dire s'il s'agissait de nouveaux régisseurs, stagiaires ou costumiers. Pour être embauché dans l'équipe, en plus de pouvoir faire le job qui vous était attribué, il y avait deux conditions : savoir jouer d'un instrument et s'engager à monter et à démonter le chapiteau. Le permis poids lourd était un plus (je le précise dans le cas où vous seriez intéressé par cette vie ô combien exaltante de forçat).

Alors que je me servais une bière au bar, j'ai vu de loin ce type, un saxophoniste gras et chauve qu'on venait d'engager. Il était à table, assis à côté de ma mère. Je me suis demandé de quelle sorte de privilège il bénéficiait pour se voir offrir une chaise à côté d'elle. Je m'en foutais un peu des nouveaux venus en général, mais c'était rare qu'on les laisse entrer dans la sphère familiale. J'ai compris quand j'ai entendu son nom de famille. Son père était une légende du royaume, je pensais même qu'il avait été anobli et ça, ça m'a fait palpiter (mais non, il n'avait finalement écopé d'aucun titre ni particule, ce qui se révéla une grosse déception, quoique temporaire, pour mon imaginaire érotique). D'un seul coup, le sax soprane tubulaire du type est devenu terriblement phallique, et ce bonhomme à la couperose m'est apparu comme la solution à tous mes maux. Il m'a raccompagnée à ma caravane. Une fois devant la porte, il a sorti son zob et s'est soulagé la vessie comme un chien.

Puis il s'est jeté en titubant sur mon matelas et, en bon porcelet, s'est maladroitement déshabillé avant de tenter de me prendre. Le hic, c'est qu'avec Noah j'avais enfin un élément de comparaison : il m'a fallu comprendre que cet engin minuscule, c'était *aussi* une queue. Il a joui tellement aigu qu'il a réveillé les comédiens de la roulotte d'à côté, puis s'est mis à ronfler, les empêchant de se rendormir. Quand il parlait dans son sommeil, il avait une voix de Télétubbies, celle du mauve avec l'antenne triangulaire inversée au-dessus de la tête. Comment s'appelle-t-il, déjà ? Évidemment, parce qu'il faisait mine de s'intéresser à moi, parce que malgré son charisme de blobfish il incarnait tout ce que je n'étais pas, parce qu'il remplissait les rares clubs de jazz qui survivaient au pays, parce qu'il occupait l'espace laissé vacant par Noah et passait à la radio quand je prenais mon petit-déjeuner, parce qu'il me disait « mon amour », me jouait « Your Latest Trick » au saxo pour m'endormir, me parlait de Coltrane, Hawkins et Parker comme s'ils étaient de vieux copains, pour toutes ces mauvaises raisons je suis tombée amoureuse. Évidemment, je ne savais pas qu'il vivait avec une plasticienne, Sylvie, qui lui refusait la paternité afin de privilégier sa propre carrière. Quand je me suis pointée dans le théâtre qu'ils avaient transformé en loft sur les hauteurs de la ville, j'ignorais que la fille exposait ses toiles à l'étranger (toiles qu'elle ne peignait *jamais* avec ses mains, ce qui en constituait l'intérêt principal, car tout le monde essayait d'imaginer comment elle s'y prenait pour dessiner une tulipe ou une cafetière italienne). *Oh, gros lard, baise-moi*, criait mon corps parfait de vingt ans à son corps alcoolique, et il s'y employait alors de façon tout à fait rudimentaire. Tinky Winky. C'est le nom du Télétubbies.

Un jour, j'ai cassé ma tirelire pour lui offrir une anthologie de poésie germanique. Il adorait Wagner et la Forêt-Noire. Je l'ai emballée avec beaucoup de soin et je la lui ai tendue.

– Sylvie est rentrée, Apo. Elle veut bien me faire un enfant. Je ne peux plus te voir.

Il a gardé l'anthologie, et j'ai tiré ma leçon.

J'ai écrasé le tube d'acrylique mauve sur Sébastien. Mon cœur battait, parce que repenser à cela dix ans plus tard me bousillait de la même manière. Combien étions-nous ? Combien de filles amoureuses et sacrifiées sous ces corps informes ou violacés ?

Après Sébastien, il y a eu un rappeur. Il cognait. Je suis tombée raide d'un comédien qui ressemblait à Quasimodo. Il s'adorait. Je suis sortie avec un type qui s'épilait intégralement et à côté de qui j'avais l'air d'un grizzly, et puis avec le plus bel homme du monde, dont le premier réflexe, au réveil, était d'écouter « Il neige sur Liège » de Jacques Brel. Peut-être qu'il a fini par se pendre. Je me suis envoyée en l'air avec mon voisin de palier. Il m'appelait par le nom de sa copine quand il jouissait. J'ai côtoyé un type qui trouvait mes pieds trop secs et les enduisait de crème avant d'aller au lit. Ceux-là n'avaient pas leur place sur ma ligne du temps. Ils n'étaient qu'une ponctuation. Ceux-là, je ne les invitais pas à ma table.

J'ai pensé à Pieter, à son livre contre la désespérance et à la quatrième de couverture que je lui réservais : *Vous savez quoi, bande de boutonneuses ? Pour celles qui ne le sont pas déjà, faites un choix politique : devenez lesbiennes. Je ne vais pas vous baratiner. Les hommes ne vont pas vous tirer de votre boue. Ils ne feront qu'attiser votre rage. Je pourrais vous dire de regarder en vous-même, d'y trouver la lumière, de vous démerder sans eux, de vous reproduire entre vous, avec des animaux, de vous émanciper. Mais voilà la vérité, et elle est grave : tant que vous ne vous préférez pas profondément à eux, vous êtes fichues. Et comme vous êtes incapables de vous aimer vous-mêmes, vous allez sombrer, bande d'idiotes.*

J'ai regardé le prénom suivant. Au même moment, les plombs ont sauté.

– Suzaaaaanne ! a hurlé la vieille voisine par la fenêtre.

– Apolline !

– Viens.

J'ai sorti la tête du compteur électrique auquel je ne comprenais rien. Ma tante avait posé des sparadraps sur les disjoncteurs en guise de scotch. Cette maison n'avait pas été mise aux normes depuis un demi-siècle et ce truc pouvait cramer d'une seconde à l'autre. J'ai soupiré, j'ai refermé le compteur et je suis allée voir ce que me voulait la vieille.

Sa cage d'escalier était encore plongée dans le noir. J'ai frappé à la porte et je suis entrée. Elle était installée sur le même fauteuil que la première fois, devant la fenêtre, et regardait le vallon.

– Oui ? j'ai fait avec le plus de déférence possible.

– J'ai cuisiné de l'aligot. Il file bien. Prends-en.

Je suis allée chercher une assiette, j'ai soulevé le couvercle de la casserole, je me suis servi de l'aligot, j'ai reposé le couvercle de la casserole.

– Prends de la saucisse aussi.

J'ai soulevé le couvercle de la poêle, j'ai pris un morceau de saucisse, j'ai reposé le couvercle sur la poêle.

– Merci, Alice. Il faut vraiment que j'y aille, les plombs ont sauté.

– Viens t'asseoir près de moi la prochaine fois.

Je lui ai fait signe de la main et j'ai refermé la porte.

Frère Charles avait la tête dans le frigidaire. Il était venu en civil, cette fois. Sans sa longue robe blanche, il paraissait plus frêle.

– Vous vous en sortez ? j'ai demandé.

– Petite clé à boulons, a-t-il réclamé en tendant la main, la tête au niveau du bac à légumes.

Il y avait à ses pieds une boîte à outils orange qui se déployait sur plusieurs niveaux. Sceptique, je l'ai examinée deux secondes, certaine de ne pas trouver du premier coup ce qu'il voulait puisque je ne savais pas exactement à quoi ressemblait une clé à boulons, mais tout était méticuleusement rangé par ordre de grandeur. Je lui ai tendu le plus petit outil.

– Alors comme ça, vous allez me convertir ?

– Pas besoin. Vous l'êtes déjà.

J'ai soupiré.

– Vous ne pouvez pas dire ça. Si j'avais la moindre intuition de Dieu, je n'irais pas aussi mal.

Frère Charles a suspendu ses mouvements.

– Vous allez mal ?

J'ai entendu sa question avec l'effet de réverbération que provoquait la cavité du frigo. Il n'était donc pas écrit sur mon front que j'étais en morceaux. J'avais l'air normale. C'était drôle, d'observer ce type de haut, en plongée : il avait la tête posée sur un vieux chiffon et me regardait à l'envers, circonspect. Comme s'il doutait à présent de l'idée qu'il s'était faite de moi, jeune brebis égarée à qui il fallait porter secours et convertir pour le salut de son âme. Je cachais peut-être quelque chose de plus vaste, d'inaccessible, qui dépassait son domaine d'action. J'ai cru lire sur son visage qu'il redoutait soudain ma réponse, alors je me suis tue. Les gens ne veulent pas *vraiment* savoir comment vous allez. Imaginez que nous déversions chacun nos tourments sur les autres, qu'autrui se fasse asile de nos malheurs : ces gens iraient, à leur tour, se morfondre dans des bras volontaires. Le serpent de la douleur humaine se mordrait la queue, précipitant la fin de cette bonne vieille civilisation. Non, à la question « Comment ça va ? », mieux valait mentir, toujours, pour le salut du monde.

– Je serai à mon bureau, j'ai fini par dire. Si vous avez besoin.

Il a hoché la tête avant de la remettre dans le frigidaire.

LE PRÉFABRIQUÉ

Plusieurs fois dans ma vie, j'ai voulu apprendre à écrire. J'ai compris, un peu tard, qu'on ne se forme pas auprès des professeurs d'écriture. C'est le temps qui nous apprend. L'effroi, surtout, de se rendre compte qu'on ne vaut pas mieux qu'une autre. Que des filles vous surpasseront toujours en tout : elles auront une plus belle plume, un plus beau cul, un mec plus attentionné. C'est cette rage-là qui vous apprend à écrire. Rien d'autre. Ces professeurs ne valent qu'une fois morts – on puisera dans leur œuvre plutôt que dans leur inhabilité à donner cours, à communiquer, à exprimer clairement leur pensée... bref, à exister. Nourrissez-vous, petits vampires, des bandelettes qui embaument ces momies littéraires, ce sont elles qui contiennent leur génie ; gardez-vous de les rencontrer vivants, ils sont fades comme des tomates en hiver.

Ainsi, je m'étais rendue à ce stage à l'autre bout du pays, le genre de lieu où on ne fait que passer, d'endroit construit à la va-vite, généralement constitué d'un ensemble de préfabriqués impersonnels en guise de chambres, de quelques salles de classe et d'un réfectoire en dur où les plus chanceux parviennent à nouer de vagues amitiés. De toute façon, c'est à ça que ressemble mon pays : un réfectoire géant où, malgré la bouffe dégueulasse, tout le monde se croise (afin d'anticiper les commentaires réprobateurs, je rectifie : ne vous méprenez pas, il est possible de bien manger en Wallonie, je vous renvoie à la littérature *ad hoc*).

Moi j'étais là parce qu'un professeur d'écriture me supervisait depuis l'adolescence. Il voyait « chatoyer le rubis à travers ma jeune peau », pierre précieuse qu'il souhaitait « tailler pour mieux l'exploiter ». Je l'aimais bien. « Méfiez-vous de votre trop grande facilité à écrire, disait-il. Elle pourrait vous jouer des tours. » Je fais encore des cauchemars durant lesquels un haut-parleur tonitruant me met en garde contre cette trop grande facilité et crie dans la nuit « Freine ! Freine ! » avant que je ne heurte de plein fouet une gigantesque pancarte indiquant : « CI-GÎT TON EGO ». Je me réveille toujours à l'instant où je meurs, encastrée dans le dernier O. N'empêche, il avait raison. J'avais vingt et un ans et j'étais une bête de course. Pendant que les vieux du stage écrivaient leurs petites nouvelles insipides, j'avais déjà pondu trois textes efficaces, du genre sale, sexuel et vandale, copiés sur Carver et Bukowski. Cependant, comme je venais d'un lycée catholique, j'avais une certaine tenue. C'était ce drôle de mélange qui plaisait aux vieux. Mon genre impressionnait parce qu'il provoquait. En réalité, mon vocabulaire n'était pas si étendu, mes phrases n'avaient ni génie ni construction originale. Mais j'écrivais « ta gueule » ou « fais pas chier ». Les bonnes femmes du groupe chialaient quand il arrivait quelque chose de dramatique à mon héroïne (moi). Et comme il lui arrivait toujours quelque chose, j'ai essuyé des rigoles entières. Si bien que pendant qu'ils se prenaient tous la tête à écrire de jolies choses champêtres, je regardais par la fenêtre, enviant ceux qui suivaient les stages « ensemble instrumental », « musique de chambre » ou « danse de salon ». Ils étaient dehors, au soleil. Seuls les écrivaillons étaient condamnés aux cabanes préfabriquées, parce qu'il est bien connu que le créateur s'en sort toujours mieux dans la misère et l'inconfort (*spoiler* : c'est une légende. Je connais des auteurs heureux et riches. Le jour où je m'en suis aperçue a été le pire de mon existence : j'avais la preuve que la vie était vraiment injuste.)

À travers la vitre, j'ai vu un type aux mains immenses. Il jouait des congas, ces instruments de percussion issus de Cuba, particulièrement employés dans les musiques latines. Le soir, il m'a offert un verre de porto au bar, on a parlé. Tord-boyaux, le porto. Les joueurs de congas sont appelés les *congueros*. C'était tout simple, pour une fois. J'ai atterri dans sa chambre. C'est là, sur ce matelas trop vieux qui faisait mal partout, à lui, à moi, que j'ai fait ma grande découverte. Je ne comprenais pas pourquoi Cyrille s'acharnait à me toucher entre les jambes. Ce n'était pas désagréable, hein, mais moi je voulais qu'il me pénètre à fond, qu'on baise et que je puisse regagner mon texte qui cogne et qui sue, parce que je n'étais pas éprise, c'était un trop gentil garçon. Mais, alors qu'il laissait traîner sa main malgré mes tentatives de passer à la suite, j'ai eu cette décharge jamais ressentie auparavant. J'ai crié, je l'ai dégagé, je me suis mise debout, bras croisés contre ma poitrine. Mes poils s'étaient dressés un peu partout.

– Je crois que tu as eu un orgasme.

Je me sentais ridicule. Je refusais qu'un garçon m'apprenne des trucs sur mon corps. J'ai voulu lui dire d'aller se faire voir, que j'étais une grande, que je fréquentais des hommes depuis plus de cinq ans, que je savais bien ce que c'était, jouir. Mais il avait raison. Je me suis rapprochée, un peu méfiante. D'abord, il m'a comme bordée. Je me suis laissé aller dans ces bras pour lesquels je n'éprouvais rien. Des bras qui ne me feraient jamais aucun mal. Des bras tendres. De grandes mains d'homme qui défendent leur foyer. Comble du comble : je pressentais qu'il vivait pour ses congas, mais que si je voulais entrer dans sa vie il m'accorderait la priorité parce que j'étais une femme et que son père, qui prenait soin de sa mère depuis toujours, lui avait appris que c'était le rôle d'un homme. Un type rare, Cyrille. C'est là que j'ai compris que je déconnais, qu'on déconnait toutes. Cyrille m'apprenait à jouir alors que ceux d'avant s'étaient contentés de se vider en moi sans se préoccuper du trésor que je cachais. Voilà ce que j'ai découvert, ce soir-là. J'avais le don de m'échapper de moi-même. Ou plutôt : de me diviniser.

J'ai regagné ma cabane en préfabriqué. J'avais tiré ma plus belle leçon.

On m'avait appris ça, aux cours de catéchisme de Grandnid, sous les lampes-tasses retournées du faux plafond : dessiner des colombes avec leur rameau d'olivier dans le bec. J'ai dessiné dix colombes autour du prénom de Cyrille, ce faiseur de lumière. Les hommes, on pouvait s'y soumettre, mais on pouvait aussi s'en servir, faire de leurs mains et de leur bouche les instruments de notre plaisir. J'avais la chance d'aimer assez mon corps pour ne pas en avoir honte, même s'il était un peu gras, ce corps, zébré, molletonné, vergeturé, plissé, capitonné. Je l'aimais depuis que je lui avais découvert le don de jouir. J'allais forcément, riche de ce nouveau savoir, trouver celui avec le nom duquel mon nom serait gravé sur une pierre tombale pour l'éternité.

Frère Charles m'a fait signe par la fenêtre du bureau qu'il avait terminé. Je me suis levée pour le rejoindre. Il était en sueur.

– La porte du réfrigérateur est réparée.

J'ai eu envie de lécher sa sueur.

– C'est gentil.

– Si vous vous sentez seule, vous savez où me trouver.

Je vous en conjure, ne me dites pas ça.

– Vous savez, si vous veniez chanter avec nous les psaumes, vous vous connecteriez à trois mille ans de filles comme vous.

– De filles comme moi ?

Il a haussé les épaules.

– Vous n'êtes pas la seule.

– La seule à quoi ?

– À attendre qu'un homme vous solutionne.

Ça m'a fait l'effet d'une gifle. J'étais féministe, bordel. J'ai croisé les bras.

– Qu'un homme me *solutionne* ?

– Votre marraine, elle est comme vous. J'ai eu cent fois cette conversation avec elle. Quand elle est triste, la raison est toujours la même.

– C'est différent. Les hommes de sa vie sont des princes. Elle est en train de siroter du prosecco quelque part à Venise, ou de se faire masser. Ou mieux.

– En êtes-vous certaine ?

– Absolument.

Il a haussé les épaules une nouvelle fois, sans rien ajouter. Il n'a même pas eu la décence de s'en aller. Il attendait que je réponde, comme si j'avais envie de prolonger cette conversation.

– Je dois faire quoi, au juste ? j'ai fini par demander pour qu'il me fiche la paix.

– Venez prier.

– Avez-vous déjà vu des souhaits s'exaucer par la prière ?

– Tous les jours. Mais vous appelleriez cela « chance » ou « hasard ».

– Je suis privée de l'une et de l'autre. Dieu est un père qui ne m'a pas reconnue à la naissance.

Je crois que ça l'a ébranlé, parce qu'il m'a fait les gros yeux avant de reprendre une expression neutre, l'air de rien.

– J'ai réparé votre réfrigérateur, non ?

– Quel est le rapport ?

– J'ai fourni un effort. Ce serait une erreur de penser que prier est facile. Cela demande de vous donner entièrement à l'inconnu, d'ouvrir votre cœur à ce qu'ignore votre raison. Donc, fatalement, de vous sentir un peu ridicule. Jusqu'à ce que la foi remplace ce sentiment.

– Vous n'avez pas été ridicule en réparant le frigo.

– Ah non ?

Non, juste sexy.

– Je viendrai prier. Dites-moi comment faire.

– Que voulez-vous vraiment, au fond de vous ?

– Me faire féconder par un type bien ?

Il a fait la grimace. J'avais mille théories sur la prière, alors j'ai continué :

– Devenir une romancière à succès ? Avoir une maison à moi, avec un vrai bureau pour écrire, des fenêtres, une bibliothèque et un jardin ? Et puis, à quoi bon tout cela si perdure en moi ce grand vide ? Comment Dieu pourrait-Il le combler s'Il me refuse le dialogue ? s'Il se tait ?

– Il ne se tait pas. C'est vous qui êtes sourde.

Il avait retrouvé son autorité de moine. Tout le désir que j'avais pu éprouver pour lui s'est évanoui. Il n'était plus drôle. Il me regardait, la mine grave.

– Dieu refuse de me parler, j'ai répété en ouvrant la porte.

Nous nous entêtions tous les deux, à présent.

– Parce que vous ne connaissez pas votre vrai désir. Cherchez-le, trouvez-le, adressez-le-Lui. Votre cœur est comme une grenade. Dégoupillez avant qu'il ne soit trop tard, jeune fille.

J'ai attendu qu'il s'éloigne pour faire des grimaces dans son dos, *dégoupillez jeune fille gnagnagnagna*, avant de sortir à mon tour.

Il y avait cet endroit où j'aimais me rendre, à quelques mètres du bâtiment qui abritait les cellules des frères, un tout petit parc au centre duquel étaient plantés une croix et deux bancs en pierre. De là, selon ma position, je pouvais voir la vallée, la petite chapelle Sainte-Foy perchée où je m'étais rendue, l'abbatiale, le cimetière ou le cloître.

Le village se vidait de ses touristes diurnes. Arriveraient ensuite les derniers pèlerins, épuisés, sales, affamés. J'ai eu envie d'appeler Pieter pour lui larguer, une fois encore, mes défaillances au visage. Je voulais me faire consoler. Mais quelque chose m'a retenue. Et si, finalement, je prenais goût à ce rituel ? Ordonner, rassembler les hommes de ma vie, écrire, tenter de comprendre ce qui m'avait attirée chez eux malgré l'abattement qui me gagnait en y repensant. Je soupçonnais en moi cette force propre aux écrivains, aux juges et aux dieux : le pouvoir de tuer ou de réhabiliter. Que pouvaient-ils contre ma plume, ces hommes, si, par l'écriture, j'en faisais des oiseaux mazoutés, incapables de voler à nouveau ?

Si l'amour nous rendait égaux devant la souffrance, s'il y avait une leçon à tirer de toutes les leçons, j'allais bien finir par la découvrir. Je ne pouvais pas empêcher mes sœurs de se faire maltraiter verbalement, psychologiquement, physiquement. Ce que je pouvais, en revanche, c'était apprendre à détricoter mon passé et à en expulser les mites avant que les trous ne soient irrécupérables. Et si j'étais capable d'écrire ce livre, tout compte fait ? Et si, surtout, je m'attachais à ce village ? Je me sentais toujours suspendue à un fil, incapable de dire si j'allais me réveiller en voulant en finir ou bien le cœur un peu moins lourd. Mais voilà : mes pleurs s'échouaient contre les grosses pierres de schiste qui ne fuyaient pas. Je montais à travers bois jusqu'à la croix en pierre plantée sur la colline et la terre sous mes pieds ne cédait pas, les guêpes ne piquaient pas, les racines ne me piégeaient pas. Conques ne m'apparaissait plus comme l'écrin touristique, spirituel et poétique qui s'offrait à première vue, village figé et propret de carte postale. Conques était cette enclave mère à l'écoute, aimante, solide et taiseuse comme l'était le Dieu de frère Charles. Dieue, décidai-je, puisque Mère aussi, puisque Force, puisque Source comme le sont les mères. Si j'écrivais Dieue au féminin, alors Elle m'apparaissait plus proche et plus accessible. Au féminin, je La pensais mieux. Mais peut-être fallait-il éviter de l'écrire. Ne pas nommer, sentir. Ne pas scruter, se laisser traverser. Et puis, qu'en savais-je ? Cette religion était tellement codifiée que je me demandais si les hommes laissaient encore une chance à l'ineffable de se frayer un chemin hors des sentiers qu'ils lui avaient tracés, hors de l'institution titanesque qui s'était développée à la suite du passage de cet humble de Nazareth. S'Il était de toute éternité, s'Il existait en toute chose, s'Il se plaisait d'ailleurs et surtout dans l'infime, avait-Il vraiment besoin d'abbatiales ? Ne s'était-Il pas époumoné à dire le contraire ? Que la feuille de pâquerette Lui suffisait comme abri ? Dieue n'en demeurait pas moins, à mes yeux, ce grand tout silencieux et inaccessible. Si Conques en était le réceptacle terrestre, comme cela se murmurait depuis le Moyen-Âge, pourquoi ne parvenais-je pas à me laisser toucher comme les autres ? Pourquoi ma raison faisait-elle barrage à la grâce ? Qu'importe. J'étais née sous un ciel misérable. J'avais vu le jour en des terres qui ne me ressemblaient pas. Mais ce ciel-ci, celui qui veillait sur ces vallons et sous lequel l'ermite Dadon avait décidé de fonder un village nommé Conques, ce ciel-ci pouvait bien être le mien.

LA VILLE-MONSTRE

Ils m'avaient forcée à assister à ce cours ridicule. Moi qui avais l'ambition de réaliser de grands films bavards, qui m'étais inscrite à la fac de cinéma pour créer des images, on m'obligeait à valider ces heures de formation dédiées au journal télévisé. Je m'étais enfoncée dans le siège de la régie en croisant les bras, décidée à ne pas me faire remarquer. Je n'avais jamais eu la télé à la maison, je ne comprenais rien à ce langage, je les méprisais tous. Par-dessus tout, le vieux qui nous donnait cours était un abruti. C'était une petite célébrité, mais une célébrité d'avant Internet. Autant dire qu'il n'existait pas.

Mon vase de tolérance a débordé quand il a envoyé deux étudiants tourner un flash info fictif sur « le village de Lessines, un bled poussiéreux à cause de ses carrières de porphyre ». Je me suis insurgée. C'en était trop. J'ai bondi de mon siège.

– Lessines, un bled poussiéreux ? Cette ville qui a vu naître René Magritte et Gus Viseur ?

– Gus Viseur ? a répété le vieux.

J'ai rassemblé mes affaires. La télé, ça m'insupportait, c'était une poubelle, un réservoir à conneries, un truc de prolos, ce type aux longues canines et aux lunettes à monture rouge me tapait sur les nerfs. J'allais me prendre un zéro, je m'en foutais, j'excellais dans les autres matières, j'étais partie pour devenir une grande cinéaste. Très talentueuse, très indépendante, très drôle. Je suis sortie de la classe pour m'acheter un sandwich, je l'ai mangé sur la table pleine de miettes de ma colocation, j'ai regardé une série sur mon lit, puis j'ai pensé à lui. Au vieux. Impossible de me le sortir du crâne. *Espèce d'idiote, crétine, pas lui, s'il te plaît, pas lui.* Je me suis levée. J'ai fait un tour dans le parc glauque d'à côté. Je l'ai cherché sur Facebook, là où se trouvent les ringards dans son genre. J'ai fini par lui envoyer un message : « J'ai oublié Louis Scutenaire. Louis Scutenaire, l'un de nos plus grands poètes, vient de ce bled poussiéreux qui s'appelle Lessines. » J'ai refermé mon ordinateur, fière de moi. Pour qui il se prenait, ce con ?

Il m'a invitée au restaurant, le meilleur de la ville. Il s'était fait beau pour l'occasion. Sa peau, qui portait les marques de l'âge, était mollassonne près de l'oreille et formait de petits plis. Quand il parlait, j'imaginais que j'étais un insecte qui se blottissait là, dans les sillons de sa peau lâche. Il disait qu'il avait été invité à la Maison-Blanche, qu'il avait voyagé et rencontré les illustres de ce monde. Des illustres *has been* dont je n'avais jamais entendu parler. Je regardais très attentivement les pellicules tomber comme des flocons de neige sur sa veste en velours à épaulettes.

Il m'a embrassée contre sa voiture de fonction aux vitres teintées. C'était un baiser doux, le baiser d'un type qui a un peu peur de ce qu'il fait. Je lui ai demandé son âge et j'ai encaissé la réponse. Sauf qu'il m'a plu, ce baiser. Il m'a plu, cet homme.

On me demanderait souvent, par la suite, de justifier mes choix amoureux, qui semblaient de plus en plus aberrants aux yeux de mes proches. Je dirais en plaisantant, comme pour m'excuser, que c'était le Cupidon ivre de Grandnid qui ne cessait de mal viser. En réalité, j'aimais la brisure. J'aimais ce qui, chez l'autre, déraillait. J'aimais ce qui, chez l'autre, me ressemblait.

Le lendemain, j'étais joyeuse dans la salle d'attente du dentiste. Je lisais des magazines périmés en sifflotant. Je me sentais comme Oona O'Neill : j'avais trouvé mon Chaplin, nous vivrions avec un chien de berger nommé Buster dans une fermette brabançonne rénovée.

Il y aurait une piscine dans laquelle nous nous baignerions dix jours par an, les dix jours où, dans mon pays, il ne pleut pas. Et puis soudain, alors que je me demandais si c'était raisonnable de faire appel à un architecte d'intérieur, j'ai cru que j'allais me dissoudre dans mon *Paris Match Belgique*. Lui, ce vieux à la peau en accordéon, posait devant l'objectif avec ses enfants et sa femme dans le sacro-saint salon familial. *Sa femme.* J'ai bondi avec l'idée de déchirer le papier peint des murs du cabinet, de m'arracher les dents à l'aide du robinet des chiottes avant de me défenestrer (ce qui aurait manqué de bon sens, la salle d'attente se trouvant au rez-de-chaussée). J'ai quand même poursuivi la lecture de l'article. J'ai dû me rasseoir sur le fauteuil en skaï qui me collait aux fesses parce que ce qui a suivi n'était pas ce que j'avais imaginé. Je suis passée de l'indignation à la stupéfaction. Olivier avait perdu un être cher dans des conditions terrifiantes.

J'ai pris dix ans de maturité en une heure. Pour ne pas m'effondrer, j'ai demandé au dentiste de nommer les instruments qu'il utilisait pour me torturer. Excavateur, contre-angle, turbine. Il n'y avait pas que des vieux profs dragueurs qui vous emmenaient manger dans un restaurant étoilé à colombages. Fraises, sonde, miroir. Il y avait aussi des types qui avaient souffert, des types bancals, couverts de marques invisibles, défigurés de l'intérieur, dégommés, manchots du cœur, des types qui hurlaient sans voix leur manque de tendresse. Détartreur, lime, aéropolisseur.

J'ai quitté le cabinet et je suis allée m'asseoir sur la Grand-Place, comme j'en avais pris l'habitude, adolescente, avec mes amies. C'était l'épicentre de la ville, là où on réfléchissait le mieux (selon ma tante Suzanne, ce genre d'endroit est traversé par de forts courants telluriques, ce qui expliquerait l'attirance collective pour des lieux totalement dépourvus de qualités esthétiques). Ma mère et mon beau-père étaient fauchés en permanence, mais ils lisaient, suivaient la politique, avaient des amis influents. J'avais grandi dans un monde privilégié, refermé sur lui-même, qui, si vous respectiez ses règles, vous protégeait de tout, à l'image de la ville imaginaire du *Truman Show*. Contrairement au film, cependant, il n'y avait point de bascule, de rébellion, de fuite *via* un escalier qui longerait le décor. On signait le contrat dès le départ. Si on voulait fuir aux Fidji, rien ne nous empêchait de le faire. Mais, par vengeance, la ville-monstre nous abandonnait. J'avais appris à ne pas désobéir.

Si j'avais bel et bien été meurtrie par les hommes et souvent dominée par eux, j'avais cependant été *épargnée* par la vie. Celle qui frappe à l'aveugle. C'est en tombant amoureuse d'Olivier et de sa fêlure, peut-être même plus de sa fêlure que de ce qu'il était malgré elle, au-delà d'elle, que quelque chose a foré ma capsule dorée. La vie s'engouffrait dedans comme un courant d'air : impossible, dès lors, de refermer la porte derrière moi. Je n'étais plus la même. Il y avait, en moi, une nouvelle possibilité narrative : celle du drame qui ne prévient pas. Celle de l'effondrement.

J'ai grandi dans ses bras. J'étais la maîtresse. Ça ne m'allait pas ; ça ne va à personne. Je voulais être sa femme, l'avoir tout entier pour moi, tout le temps (ce qui ne va à personne non plus, mais je l'ignorais à l'époque). Je savais qu'il pouvait être têtu, indifférent, mais je le voulais. J'avais un nouvel os à ronger. Oubliés, Lucien, Victor, Noah, Sébastien et les autres. C'est ça, le problème des femmes : être tant occupées à vouloir se faire aimer par des hommes qui n'aiment que comme ils peuvent, c'est-à-dire peu, qu'elles oublient de rester ouvertes à l'imprévu, aux rencontres fortuites, à la vie qui caresse à l'aveugle parfois, aussi. Elles ont le regard braqué sur rien. Un homme, c'est rien, ça se remplace, ça s'oublie, ça finit par mourir. Mon obsession d'enfant de vingt-deux ans était de faire en sorte que cet homme m'appartienne. Alors j'ai fait ce que font les femmes amoureuses qui veulent se lier pour toujours à celui qui leur échappe. J'ai arrêté de prendre la pilule. Ma mère était tombée enceinte trois mois après avoir rencontré mon père, qui était resté malgré ses études en cours, malgré sa non-envie de donner la vie, malgré sa tristesse récidiviste. Resté un temps, du moins, jusqu'à la mort du petit frère. Il était inscrit quelque part en moi qu'on gardait un homme par la maternité. Il y avait de nombreuses mères célibataires dans cette cité en toc ; c'était une ville-refuge pour elles, un cocon pour le noyau qu'elles formaient avec leur enfant : la ville-monstre protégeait ses rejetons des voitures, de la pollution, des personnes malveillantes ou déviantes, de la culture de masse et de sa vulgarité. Mais je ne les voyais pas, ces mères célibataires invisibles, je ne voyais, avec ma cécité d'alors, que de braves pères partout, et j'étais certaine qu'aucun n'avait eu son mot à dire et que tous, pourtant, étaient restés. Olivier resterait.

J'ai senti une goutte de pluie, puis une autre, à travers les branches du tilleul. Je me suis rapprochée du tronc. J'avais tant pleuré Olivier que je me demandais si, à force de larmes, de petits sillons n'avaient pas creusé le coin de mes yeux en l'espace de ces quatre ans de relation. Je ne sais pas ce qui me désolait le plus : savoir que j'avais tant souffert pour quelque chose qui, aujourd'hui, semblait être les malheurs d'une autre, ou si je m'en voulais d'avoir été assez bête pour marquer ma jeune peau avec des émotions démesurées.

J'avais trente ans sous ce tilleul en fleurs, et la vie me jetait à nouveau dans l'une de ces parenthèses chaotiques. Le temps m'avait appris que la tristesse nous traversait sans se fixer, comme un passager qui finissait toujours par débarquer du train, choisissant son arrêt en temps voulu. Il fallait faire confiance à ce passager. Lui savait. Combien aurais-je donné pour pouvoir murmurer à la jeune Apolline de ne pas s'inquiéter ?

Que la non-venue de l'enfant d'Olivier était la meilleure chose qui puisse arriver et qu'elle le comprendrait un jour. Qu'il lui fallait, pour l'heure, s'apaiser et avancer.

Avec la découverte du multivers, de la physique quantique et des dimensions parallèles, des histoires paranormales et inexpliquées, comment se faisait-il qu'une version plus sage de nous-même, une version du futur, soit incapable de venir nous prodiguer des paroles de réconfort face aux turbulences éphémères de nos vies ? Certains artistes possédaient ce don : ils s'acharnaient à la tâche dans l'anonymat, persuadés que la notoriété allait s'offrir à eux. Ceux-là avaient rarement tort. Ils *savaient* qu'ils s'en sortiraient, que leur acharnement payerait. Pourquoi cette intuition n'était-elle valable que pour les autres ? Pourquoi étions-nous infoutus, en amour, de *savoir* que nous nous en sortirions ? Pourquoi l'Apolline du futur, celle de quarante, cinquante ans, refusait-elle de me prendre dans ses bras pour me rassurer ? *Tout va bien se passer. Ne t'inquiète pas. Sois patiente.* Je tendais l'oreille, pourtant.

La pluie devenait plus dense. J'ai pensé me replier sous les voûtes du cloître, quand je me suis aperçue que la porte du transept sud de l'abbatiale avait été laissée entrouverte. J'ai couru m'y réfugier. J'espérais ne pas croiser frère Charles. Il lui serait si simple de me faire remarquer que je me protégeais de la pluie en me rapprochant de Dieu. Non, Dieue ne protégeait pas de la pluie. D'ailleurs, j'aurais préféré n'importe quelle autre porte ouverte à celle-ci, même les sarcophages carolingiens alignés plus loin dans l'herbe auraient fait l'affaire s'ils avaient été couverts. J'étais une rebelle, bon sang, une vraie de vraie : j'étais à la rue comme un punk à chiens, le mur de mon squat était menacé par celui de la toute-puissante voisine, je passais des journées à m'écorcher les mains en portant des meubles, à nettoyer la pourriture qui s'incrustait un peu partout à cause de l'humidité, tout cela quand je n'était pas en train de rassembler mes hommes comme des Playmobil sur leur bateau pirate. Comment Dieu, aurais-je répliqué à frère Charles devant son insistance, aurait-Il pu faire de la place en Lui pour un tel désordre ?

Dans la chapelle du transept s'élevait, sur un retable baroque, une statue dorée de sainte Foy, épée en main. L'épée dont s'étaient servis ses tortionnaires pour lui couper la tête. Parce qu'elle avait revendiqué son amour et sa fidélité au Christ, elle avait fini sur le gril. Dans la légende qui raconte sa vie, on dit qu'il s'était mis à pleuvoir – miraculeusement. Le feu qui devait la brûler vive s'était éteint. À court d'idées pour la faire taire, ses bourreaux lui tranchèrent la tête. Elle avait douze ans. On la représente tenant l'épée de son martyre, comme si c'était sa propre épée, sa propre force qu'elle s'apprêtait à déployer contre l'ennemi. Peut-être les plus courageux d'entre nous, animés par une volonté surhumaine, se saisissent-ils un jour des instruments de torture de leurs geôliers pour les transformer. L'épée qui tue devient l'épée qui protège. Le hurlement d'une mère violente devient la voix cristalline de sa fille qui chante. La force de l'homme qui maltraite son enfant devient la puissance du fils qui escalade les plus hauts sommets, ceux, précisément, que le père est incapable de gravir. Je songeais à cela, assise face à la porte ouverte sur la pluie, quand j'ai eu la même sensation que là-haut, dans la chapelle de la forêt, devant l'autre statue qui représentait sainte Foy. Moi, jeune femme sans intuition, sans religion, sans consolation, j'ai senti pour la seconde fois cette chose inconstante et mobile passer du ventre à la gorge. C'était dans la poitrine, surtout, qu'elle se tordait, se cramponnait, rampait comme si elle cherchait une issue. J'abritais une matière vivante et chaude qui pulsait, rayonnait et m'empêchait de respirer convenablement, sans pouvoir dire si elle était le fruit de ma détresse et de ma fatigue, ou si elle était extérieure à moi, invasive et indécise. Que voulait-elle ?

Un visiteur égaré aurait été surpris de voir, élclairée par la lumière rose des vitraux de Pierre Soulages, une jeune femme aux cheveux trempés, à genoux au centre de la chapelle, en train de s'adresser à cette gamine morte au IIIe siècle comme si elle était son amie, comme si elles se connaissaient intimement et que l'enfant-sainte entendait la jeune femme lui parler de désir, d'hommes, d'ami-mur, de désespoir, d'écriture, de destin, d'un bureau avec des fenêtres et d'un petit frère là-bas dans la terre, qu'elle écoutait dire : *j'ai peur, j'ai peur, donne-moi la confiance.* Le visiteur aurait vu, surtout, avant de détourner le regard, troublé par la scène, la jeune femme mettre ses mains jointes et son front contre le sol glacé de la chapelle, implorant la statue dorée de lui venir en aide.

LA PIERRE DE LA FERTILITÉ

J'en voulais à Olivier d'avoir le spermatozoïde aussi fatigué que lui : j'étais certaine d'être féconde comme ma mère. C'était uniquement son âge qui nous empêcherait de vivre heureux jusqu'à la fin des temps. Je mentirais si je disais qu'il n'y avait pas le pognon qui jouait un peu là-dedans. Je savais ce que c'était, être pauvre. Je savais aussi que le seul don que je possédais, celui de plaire aux hommes, était un don périssable. J'avais donc trouvé normal de me caser avec un vieux riche pour ne pas mourir de faim. Je l'aimais terriblement, je pleurais dès qu'il retrouvait sa femme qui ne voulait pas divorcer de peur, elle aussi, de finir à la rue. Bref, j'étais amoureuse, éplorée, mais pas conne au point de croire qu'il était le seul à vouloir me baiser.

Un jour que j'accompagnais ma grand-mère à une conférence donnée dans la ville-monstre, j'ai vu le petit homme. Le petit homme – qui n'était pas si petit mais qui rentrait la tête entre ses épaules dans le but inconscient de ressembler à Deleuze, son idole – était une célébrité aimée des vieilles et des mères de famille. C'était un médecin psychiatre reconverti en gourou ouvert aux thérapies holistiques et à la méditation-qui-guérit-les-maux-du-monde-amen. Je me suis endormie pendant qu'il discourait et je me suis réveillée comme une fleur au moment des applaudissements. Ma grand-mère m'a fichu un billet dans les mains et m'a envoyée acheter trois exemplaires de son dernier livre, *Votre voie, votre joie*, afin de les faire dédicacer pour ses copines. J'ai fait la queue sans broncher. J'adorais ma grand-mère qui adorait Dieu. Quand est venu mon tour, le petit homme s'est levé de sa chaise pour me faire un baisemain.

– Vous avez des yeux magnifiques.

Lui, en revanche, avait les sourcils broussailleux, le front dégarni, les cheveux blancs en pétard et le sourire contraint du médecin émérite devenu populaire. J'ai remercié pour les yeux parce que je ne voulais pas le froisser. Il m'a demandé mon numéro. J'ai trouvé ça louche. J'ai accepté quand même. C'était avant #MeToo, les hommes n'avaient peur de rien. Cependant, à en juger par la façon qu'il avait de rentrer la tête entre ses épaules comme un hibou, je ne risquais pas grand-chose (à l'époque, j'y voyais un lien évident de causalité : Monsieur Hibou = Bambi = maman morte = gentil Monsieur).

En quittant l'amphi avec ma grand-mère, j'ai senti mon portable vibrer dans ma poche. Le petit homme me proposait de l'accompagner le surlendemain à la Martinique. Il suffisait d'un oui pour que sa secrétaire me prenne un billet sur-le-champ. J'ai regardé la ville autour de moi. L'enfer de briques dans lequel j'avais vu le jour. Si ce n'était pas un docteur de renom qui venait m'en extirper, qui serait-ce ? J'ai appelé Olivier.

– Je me barre dans les Caraïbes avec un vieux dans ton genre.

Ça m'a fait mal au creux du bide. J'ai prié pour qu'il me retienne. Peut-être que le bébé arriverait si je restais. Peut-être qu'à force le spermogramme annoncerait de meilleurs résultats.

– Tu as raison de vivre ta vie, mon amour, a répondu Olivier.

J'ai dit oui au conférencier superstar.

À Paris, un chauffeur est venu me cueillir à la gare du Nord et m'a déposée place Dauphine. Ô mes doux pâturages wallons ! Ô fiers accents régionaux ! Ô Flandre ennemie adorée ! Ô reine des Belges, ô mon roi ! Ô Bruxelles pluvieuse ! Ne me retenez pas, je vous abandonne, adieu !

L'appartement du petit homme se situait sous les toits. Au centre se trouvait un piano à queue. Depuis la terrasse on apercevait la Seine et les quais. Je suis restée plantée devant la porte le temps qu'il mesure à quel point j'étais terrifiée d'être chez un inconnu, dans ce quartier de Paris qui n'avait figuré, jusqu'à ce jour, que dans mes rêveries et mes lectures adolescentes. Je comprenais avec effroi que je venais de signer un accord tacite. Mon corps en échange de l'expérience que le petit homme allait m'offrir, mon corps contre la découverte du monde. Et j'ai pensé à Pocahontas.

Pocahontas fut élevée par les femmes de la tribu Mattaponi, à Werowocomoco, en Virginie. En 1613, soit pile quatre cents ans avant mon enlèvement volontaire, elle est kidnappée à Passapatanzy, près du fleuve Potomac, par les Anglais. Ils la violent, elle finit par épouser le plus civilisé d'entre eux, le suit en Angleterre et meurt d'une pneumonie ou d'une tuberculose refilée par l'un des membres du peuple qui l'avait asservie. Je me suis demandé à quand remontait notre ancêtre commun, à Pocahontas et moi, et si c'était à cette fin que je devais m'attendre en abandonnant ma terre natale.

On peut reprocher ce qu'on veut aux femmes. D'être vénales, ambitieuses, prêtes à tout pour exister. C'est peut-être vrai. Mais on ne parle jamais du besoin désespéré d'être arrachées à notre terroir. Les autoroutes de mon pays sont les plus laides du monde. En bordure de la ville-monstre, il n'y a que des champs. Au-dessus des champs, un ciel gris et bas qui s'infiltre dans votre crâne, refuse d'en sortir et enfle à mesure que vous grandissez. Ce que m'offrait le petit homme, c'était une extradition, ou, comme disent les ufologues, une abduction. J'avais pesté toute ma vie contre ce pays insipide et, mauvaise fille, on s'apprêtait à m'en soustraire. Tant mieux. Ce qui se déployait devant mes yeux était amplement suffisant pour me garantir que j'avais fait le bon choix. Parce que le risque, répétais-je pour me rassurer, était toujours le meilleur choix.

Je ne sais pas quand nous avons fait l'amour (ou plutôt, dans ce cas-ci, procédé à l'acte). Le soir même, peut-être, avant notre départ. J'ai dû éteindre quelque chose en moi pour ne pas m'en souvenir. C'était la première fois que je m'offrais sans désir. Pendant qu'il me baisait, je me répétais : *il t'extrade, il t'extrade, tiens bon.* Je ne le regardais pas pour ne pas me détester encore plus.

En arrivant à l'aéroport, j'ai compris un truc. Si au lit c'était du pipeau, l'idée que les autres se faisaient de l'homme-hibou était radicalement différente. D'abord, comme on voyageait en business, on a attendu dans l'espace lounge d'Air France. Parce que c'était lui, on a eu tout ce qu'on voulait. Il ne buvait pas, ça lui filait la migraine. Moi, j'aimais le champagne très frais. On m'a apporté du champagne très frais. Comme c'est la première idée qui m'est venue, j'ai demandé un livre de Jean Genet, juste pour voir. Dix minutes plus tard, je tenais Genet entre les mains. Genet désapprouvait, évidemment, que je me serve de lui à des fins si basses, alors j'ai récité une prière en guise d'excuses :

Jean chéri,
ne te vexe pas de ma requête
mais sois heureux aux cieux des écrivains et veille sur mon vol

je déteste l'altitude contrairement à toi que j'aime très fort.

On est montés dans l'avion. On a fait des selfies avec les hôtesses. On a dormi. Il a regardé une comédie débile pendant que je m'empiffrais de toasts de foie gras décongelé. Quand nous sommes arrivés à Fort-de-France, j'étais malade. On s'est tapé les mêmes embouteillages qu'on se taperait toute la semaine. À l'hôtel, on était épuisés mais il voulait quand même baiser. Mon *non* s'est lamentablement échoué dans la mer Caraïbe.

– Comment ça, *non* ?

Il avait raison. *Comment ça, non ? Tu t'es laissée acheter, je ne peux plus rien pour toi*, me disait la voix des murs de la chambre d'hôtel. Est-ce que Pocahontas entendait des voix, elle aussi ? *Et arrête de te prendre pour Pocahontas, prétentieuse.*

Je n'avais jamais vu un bungalow de ce genre, tout en verre. Dans le jardin, des bignones entouraient la petite piscine privée. Carla et Sarko avaient loué la chambre avant nous. J'ai coopéré dans le lit présidentiel. Débranché mon cerveau, bâillonné les cris de mon corps en détresse.

– Tu as été courtisane dans une autre vie, il disait, s'agitant sur moi, fier de lui comme le sont les hommes qui prennent les filles qui ne veulent pas d'eux.

J'étais sa pute, sa courtisane, ce qu'il voulait. Mes vingt-deux ans n'en finissaient pas. J'avais mon propre chauffeur qui m'apprenait le créole et qui écoutait la vieille Moune de Rivel dans la voiture à toute heure de la journée. Moune la Guadeloupéenne est devenue mon amie, je lui parle encore quand je me fourre dans de sales draps, elle m'entend, m'engueule, puis me tient au chaud contre sa peau.

On était invités partout sur l'île, avec l'homme-hibou. Il me présentait comme si j'étais consentante – je l'étais, n'est-ce pas ? – et tout le monde était ravi. Je me suis mise à boire beaucoup de punch. Il poussait parfois des colères. Ça ne m'atteignait pas. Il partait jouer au flipper plutôt que de me foutre sur la gueule, chanceuse que j'étais. Il était psychiatre, après tout.

Un matin, il m'a demandée en mariage. Un mariage où il me laisserait libre de faire ce que je voudrais. À une condition. Il voulait des mômes. Et l'entendre dire ça, ça m'a détraquée. J'ai décompensé d'un seul coup. C'était le jour où nous avons grimpé sur les hauteurs du Morne-Vert, commune brumeuse couverte de forêts tropicales, située dans le centre-ouest de l'île. Un couple gérait un terrain dans la montagne, sur lequel « murmuraient les pierres ». Pour les entendre nous parler, il y avait une randonnée à faire, pieds nus. On devait s'arrêter devant chaque pierre pour écouter ce qu'elle avait à nous dire. Tandis que la horde d'organisateurs, de chauffeurs et de femelles quinquas qui nous collaient au cul était dispatchée dans la montagne, on s'est arrêtés devant la pierre de la fertilité et, pour la première fois, j'ai eu du désir pour le petit homme.

– On va faire un bébé, on va faire un bébé, je répétais.

On va faire un bébé que je ne veux pas, pas de toi, homme-hibou en colère, murmurait une voix en écho à la mienne.

– Tu vas être ma courtisane pour toujours.

Je n'étais pas malheureuse en me rhabillant. J'ai gardé le sourire jusqu'à l'hôtel. Arrivée là-bas, je suis allée gerber tout ce que j'avais dans le bide avant de disparaître dans la mer. J'ai été sauvée de la noyade par un type qui fracassait un pauvre poulpe contre la roche, et j'ai tiré ma leçon.

Je me demandais comment j'allais orner le prénom de l'homme-hibou. Je ne le détestais pas. Il m'aimait sincèrement. On est même repartis ensemble : des Canadiens tournaient un documentaire sur lui, on a dormi dans une auberge de Saint-Guilhem-le-Désert. C'est la dernière fois que je l'ai laissé me toucher. Ma peau hurlait qu'elle ne voulait plus de cette proximité. Il a fallu que je m'extirpe et que, pour finir, j'accepte de regagner mes terres.

On dit qu'il soigne et sauve des gens avec ses livres. De ceux qui ont un déficit de vie. De ceux qui vivent près des stations-service ou des terrils de mon enfance. Près des viaducs desquels on se suicide malgré les barrières érigées de plus en plus hautes. Il aide ceux qui se démènent à trouver du sens. Comment lui en vouloir ?

Je me suis longtemps demandé ce qui serait advenu de moi si j'étais tombée enceinte sur cette pierre de la fertilité. Quand je pense à toutes les sacrifiées-extradées qui le suivent encore au bout du monde, cela me déchire de me dire que nous sommes tout un troupeau à vouloir être enlevées à nos pâturages, nos contrées, nos amours impossibles. Que nous sommes prêtes à l'irréparable pour goûter à autre chose que ce que le sort nous a réservé au berceau. Chaque homme qui nous déracine est une promesse d'ailleurs. Mais les terres que nous désirons profondément, celles qui nous ressemblent et que nous avons encore à conquérir, aucun homme ne pourra jamais nous les offrir.

En revenant de l'abbatiale, une fois arrivée devant la maison, j'ai eu un mauvais pressentiment. La porte de la cave était entrouverte. Quelque chose clochait. Je me suis approchée.

Un type en salopette déployait un ruban de balisage contre mon mur. Comme je n'avais pas le droit de me tenir aussi près de lui, j'ai fait quelques pas en arrière. Ils étaient ridicules, ces trois pas méfiants, mais je n'avais qu'une seule règle à respecter, celle prescrite par mon vieux toubib. Jusqu'à présent, les hommes que j'avais approchés à Conques appartenaient à Dieu ou à mon passé. Par chance, j'ai vu à sa tête que celui-ci n'était pas un homme comme je l'entendais. Il n'allait pas me séduire. Il était là pour me mettre dehors.

– Vous n'avez plus le droit d'entrer, a-t-il dit en me tendant un avis d'expulsion.

En avait-il seulement le droit ? Je ne connaissais rien à la loi française, et le seul allié que j'avais dans ce village s'en tenait aux lois du ciel.

– Je vous assure que ma présence ne va pas faire s'effondrer le mur, j'ai murmuré.

– Qu'en savez-vous ?

– Je n'ai nulle part où aller.

– Pas mon problème.

Ne pas pleurer, ne pas s'écrouler, ne pas supplier, rester droite et digne. Respirer. Réfléchir. J'ai regagné la terrasse. L'accès à la cuisine avait été scellé, lui aussi, avec un ruban bicolore. Je suis allée m'abriter sous la voûte de la porte médiévale qui contenait la niche de la Vierge à l'enfant. Il restait bien une solution. Celle de l'humiliation. Je refusais de lever les yeux vers Marie pour lui demander conseil. J'avais honte de mon comportement puéril, je devais régler ça en adulte. Jeanne-la-parfaite avait eu mon premier amour, et cela ne suffisait pas : elle allait aussi entendre mon trouble, se dire qu'elle avait de la chance de ne pas être moi. Y a-t-il pire que de savoir que quelqu'un se réjouit de ne pas être vous ?

– Apolline ? a fait Jeanne en décrochant.

En général, c'est elle qui cherchait le contact, qui tenait à créer du lien, elle qui disait « ma meilleure amie depuis toujours » en m'étreignant. J'éprouvais beaucoup de fierté quand elle disait ça, mais l'instant d'après je lui en voulais : c'était forcément condescendant de sa part. Je n'étais pas meilleure que les autres, et je ne pensais pas vraiment être son amie.

– Salut, Jeanne.

– Tiens, tu vas pouvoir me donner ton avis : l'éditeur me demande de sortir le livre avec ma tête imprimée sur le bandeau, mais je trouve ça un peu vulgaire. Marguerite Duras n'a jamais eu sa tête sur un bandeau.

– Qu'en sais-tu ?

– Pourquoi aurait-elle fait ça ?

– Pour qu'on connaisse le visage qui se cache derrière les mots ?

– Elle ne voulait pas qu'on la regarde.

– Ah non ?

– C'était une plus-que-femme.

– Et une plus-que-femme ne veut pas qu'on la regarde ?

– Je ne sais pas. Une plus-que-femme a le pouvoir de *décider* qui la regarde.

– Une plus-que-femme a-t-elle vraiment envie de ne pas être regardée par ceux dont elle refuse le regard ?

– Quoi ?

– Je veux dire : et si, à terme, elle se lassait d'être systématiquement observée par ceux qu'elle a validés ? Peut-être que de laisser d'autres la dévisager, ses bouseux à elle, ses indésirables, c'est s'offrir la possibilité de voir l'étrangère en elle, son ombre, que seul un regard fortuit est capable de débusquer.

– On parle toujours de Duras ?

– De la plus-que-femme.

– Tu penses que si je dis oui à ma tête sur le bandeau je vais découvrir une Jeanne cachée ?

– Je dis que se laisser regarder par tous, sans exception, même ceux qui gênent et qui tachent le tableau idéal que tu t'es imaginé en présentant ton livre, c'est-à-dire ceux qui vont te juger, te critiquer, s'acharner, pourrait élargir le regard que tu portes sur toi-même, puisque, confronté à la subjectivité de l'autre, il en sera nécessairement fragmenté, et donc plus riche. Tu t'apprends par l'autre, tu te recomposes par l'autre, essentiellement par celui que tu rejettes par peur ou par dégoût. Je crois que, finalement, on sort plus grandes de l'indésiré que de l'attendu.

Parce que j'avais usé du mot « fragmenté », je me suis rappelé la scène des miroirs dans *La Dame de Shanghai*, et me suis demandé ce que Marguerite Duras pouvait bien penser de Rita Hayworth, dont le corps avait été scruté – et touché – par tant d'indésirables. Elles étaient de la même génération, leur visage avaient pris la lumière, puis l'âge, en parallèle.

– Des amis ont passé leur voyage de noces aux Seychelles, a répondu Jeanne après un temps.

Le hic, c'est que la plage la plus proche de l'hôtel était envahie de déchets accumulés par les courants océaniques. Maintenant, ils sont les deux seuls individus au monde à penser *poubelle* quand on leur dit *Seychelles*. Et si quelqu'un voyait sur le bandeau du livre la décharge puante à côté de mon visage ?

J'ai voulu trouver une phrase rassurante comme : « Il n'y a nulle ordure invisible près de ton visage », mais je comprenais ce qu'elle voulait dire. Je partageais sa peur d'être démasquée.

– Jeanne, il faut que je parle à Ulysse. J'ai besoin de son aide.

– Finalement, tu as peut-être raison. Il vaut mieux que les lecteurs mettent un visage sur un nom. Et puis, elle n'est pas si mal, cette photo. On ne dirait pas que je meurs. Apo chérie, on boit un café bientôt ? Les enfants m'épuisent, tu me manques.

J'ai attendu que le téléphone change de main.

– Apolline ?

Ça me faisait toujours quelque chose d'entendre sa voix. Ulysse. Le tout premier. Celui par qui tout a commencé.

– Je viens de me faire mettre dehors. Tu peux y faire quelque chose ? C'est ton métier, non ? Aider ceux qui se font déloger ?

– Si on veut. Tu as déjà reçu la visite d'un huissier ?

– Non, juste un homme. Oh, c'était un huissier ?

Je lui ai raconté la commande de Pieter, la prescription du docteur, la maison de Suzanne. J'hésitais quant au choix des mots, parce que je n'arrivais pas à me résoudre à dire tout haut que j'étais ce que j'étais : une pauvre fille sans domicile qui vient de se faire expulser d'un abri providentiel au cœur d'un monde hors du monde où elle s'était sentie intouchable et protégée. Qu'est-ce qu'elle avait cru ? aurait pensé Ulysse. Que Dieue ou les hommes à sa table allaient la sauver ? Comment auraient-ils raisonnablement pu, puisqu'ils n'étaient que dans sa tête ? Alors, j'ai enrobé ma situation comme je le pouvais. J'ai saupoudré le tout de recherche spirituelle et de retour à la nature pour empêcher Ulysse de se réjouir que Jeanne, sa femme, ne soit pas moi.

Je ne valais pas mieux que frère Charles. J'étais, moi aussi, pétrie de pensées magiques. J'avais fini par croire que j'allais m'en sortir, que j'allais écrire ce livre contre le découragement par le pouvoir du rituel et de l'imaginaire, qu'une fois guérie j'allais devenir une grande, complémentaire de Jeanne, plus libre et plus prosaïque qu'elle, moins vainement poétique, moins « mère au foyer », moins « épouse-parfaite-malgré-la-saloperie-qui-lui-ronge-les-os », que j'avais un destin, que tous ceux qui m'avaient pensée velléitaire, ceux qui m'avait classée dès l'enfance dans la catégorie des *à peu près*, des *pas vraiment*, des *inabouties*, ceux qui n'avaient pas cru en moi s'étoufferaient en me voyant réussir. Voilà ce que j'avais espéré, au fond. Déjouer les pronostics. Jeanne envierait mon bonheur, et je puiserais mon bonheur dans l'envie de Jeanne de me ressembler. Et enfin, enfin peut-être, éprouverais-je de l'empathie pour elle.

– Trouve-toi un endroit où passer la nuit, m'a conseillé Ulysse. Je te rappelle demain. Tu savais que Christian Bobin a écrit un livre sur Conques ?

Il a raccroché. Je suis descendue dans le village, j'ai contourné l'abbatiale, je suis montée sur la butte où se trouvait la succession de sarcophages carolingiens à ciel ouvert taillés dans la roche, je me suis allongée dans l'un d'eux et j'ai attendu qu'un miracle, Bobin ou la mort vienne me prendre.

HENRY

Henry Miller, l'écrivain, c'était l'anti-moi. Pas juste à cause de nos cent un ans de différence. Il était le genre de type qui ne se démonte pas, qui s'envoie en l'air sans s'attacher, c'est à peine s'il voit qui il baise. Miller l'audacieux, l'obsessionnel. Il plongeait dans les chattes comme dans du beurre (c'est du moins l'image triviale et le sentiment qu'il donnait, les filles semblant toujours étrangement prêtes et disposées à le recevoir), fourrait ce qu'il pouvait, en narrait l'assaut. Il parlait plutôt salement des femmes, bien que sans elles, pas d'œuvre, pas de Henry Miller. Il leur devait tout, aussi bien d'un point de vue littéraire que financier. Les premières féministes américaines l'avaient cloué au pilori à cause de sa façon crue d'évoquer et de s'approprier nos corps. Je pense que, plutôt que de gueuler, elles auraient dû faire un truc rare, à l'époque : utiliser leur plume non pas pour imiter Miller ou les auteurs de sa trempe, non pas pour chosifier les hommes à leur tour (bien que cela eût été réjouissant), mais pour dire d'eux ce qu'elles avaient à dire d'eux avec la même incandescente liberté, un point c'est tout. C'était encore trop tôt. Celles qui l'ont fait ont vu leurs tentatives étouffées dans l'œuf. On devait d'abord jeter la pierre sur l'oppresseur avant de comprendre qu'il nous fallait utiliser cette même pierre comme premier jalon de notre émancipation, de notre œuvre à venir, et tous les laisser crever pendant qu'on s'élèverait en marchant sur leurs corps inertes de pauvres petits mâles blancs lettrés.

À la fois menteur, séducteur, mendiant, sale môme, ami et amant. Miller ne raconte que ça. C'est tellement dense que c'est comme s'il vous demandait de trifouiller dans ses intestins avant de vous ligoter avec. Miller vous oblige à le rejoindre, à supporter ses longueurs et, à force d'entrer si profondément en lui, à finir par éprouver une sorte de syndrome de Stockholm littéraire. À dix-neuf ans, j'étais tombée amoureuse d'un auteur mort tandis que la pluie tambourinait sur la tôle de ma caravane et que les petits rongeurs en grignotaient le polystyrène isolant. Quatre ans plus tard, c'était carrément de la dévotion. S'il s'agissait d'un écrivain dont les cendres avaient été dispersées dans l'océan Pacifique bien avant ma naissance, c'était pourtant loin d'être un amour impossible, et je m'apprêtais à le consommer. Intellectuellement, nous étions faits l'un pour l'autre. Sexuellement, c'était d'une grande évidence. Et quand je voulais un homme, je l'avais. Alors pourquoi pas un défunt ?

J'en voulais toujours à Olivier pour son manque d'engagement et la qualité médiocre de sa semence. Le fait de me voir partir à la Martinique avec l'homme-hibou ne lui avait pas suffi. S'il était toujours aussi bêtement amoureux, le spermogramme, lui, se montrait de plus en plus pessimiste. Que dirait-il si je l'abandonnais pour un grand auteur ? Pour un type qui avait des burnes grosses comme ça ? Pour un type pas encore détraqué par les images de porno hard que balançait Internet, pour un homme qui avait construit son imaginaire érotique avec les magazines en noir et blanc, les films B de Hollywood et les bordels de Times Square ?

L'été de mes vingt-trois ans, j'ai bossé à la caisse du supermarché discount de la ville-monstre. Une fois mes poches pleines, j'ai pris un billet pour la Californie, décidée à me faire aimer de Henry Miller en retour. Je croyais encore, sous l'influence des années passées à la paroisse de Grandnid, que les morts que nous aimions nous entouraient dans l'invisible, qu'on pouvait se confier à eux, qu'ils nous prenaient sous leur aile et nous indiquaient le chemin le moment venu.

J'écrivais alors mon mémoire, qui portait sur l'actrice vieillissante. Il y avait un tas d'actrices vieillissantes dans mon pays, mais j'ai prétexté un travail de recherche à l'étranger, brandissant les sésames « Bette Davis » et « Gena Rowlands » comme si elles incarnaient à elles seules la quintessence de l'actrice d'âge mûr alors que c'étaient les deux pires contre-exemples que j'aurais pu trouver : vieillir ne les avait jamais empêchées de tourner ni de sublimer n'importe quelle projection en quatre tiers. J'ai dit à mon directeur de recherche que je devais absolument rédiger ce mémoire dans une librairie de la Pacific Coast Highway, parce que j'avais été appelée par un fantôme d'écrivain. Comme il avait fait sa thèse sur la mystique chez Huysmans, il a compris et a dit oui.

Arrivée à San Francisco, j'ai dormi dans la maison natale d'Isadora Duncan qui avait été transformée, depuis, en auberge de jeunesse. La danseuse ne m'est pas apparue en rêve. J'en ai conclu que je n'étais pas assez gracieuse pour Isadora. Sensuelle, oui, mais d'une sensualité un peu brute, sans mystères, impérative. Elle n'aurait pas eu d'idée de chorégraphie pour moi. Qu'importe, j'en avais plein. La preuve.

Une fille du dortoir faisait des cauchemars, elle hurlait ; une autre faisait des allers-retours incessants entre les sanitaires et sa couchette. J'avais faim ; je m'empêchais de manger pour ne pas dépenser d'argent. Il pleuvait. Je commençais à vouloir fuir San Francisco et les amas de vétérans cadavériques qui jonchaient ses rues. Je n'avais jamais vu d'éclopés dans la ville-monstre. San Francisco était autant un réservoir à malheureux que le repaire d'une richesse obscène et tape-à-l'œil. C'était trop de contradictions pour moi, cette misère qui faisait mal au bide, allongée sur le trottoir, piétinée par des bobos occupés par leurs très sérieux problèmes de bobos mais attentifs, tout de même, à ne pas se prendre un tesson de bouteille dans l'œil. Je n'étais pas assez fine pour comprendre cette ville, je détestais la nuance.

J'ai pris un bus pour Monterey. Là, sur un parking, j'ai attendu de longues heures qu'on vienne me chercher. J'étais crevée à cause du jet-lag et toute l'idée que je m'étais faite de ce voyage s'effondrait à mesure qu'il prenait chair. Mais je n'avais personne, cette fois, pour m'offrir le retour en business avec toasts de foie gras décongelé.

Des filles sont venues me cueillir. On s'est arrêtées à Carmel-by-the-Sea pour acheter des vivres. La nourriture était chère. J'ai pris du pain de mie, du jus d'orange et des Tic Tac. On a roulé sur des routes sinueuses dans le noir. Elles conduisaient dangereusement, fumaient et tout. Je m'en fichais, je savais que Miller ne me laisserait pas mourir, mais quand même. La route n'était pas éclairée. Elles ont fini par me déposer devant une grande cabane en bois que j'ai supposé être la librairie où j'allais travailler pendant un mois. Elles m'ont dit que je pouvais poser ma tente derrière, au milieu des séquoias. Elles sont reparties. Des coyotes hurlaient au loin. Je n'avais pas de tente.

Une dent, enracinée dans ma mâchoire supérieure droite, s'est mise à me torturer. Ma première pensée a été que je n'avais pas les moyens de payer le dentiste du coin. J'avais froid, le vent soufflait, j'entendais le Pacifique se déchaîner au pied des falaises, cinquante mètres plus bas, de l'autre côté de la route. J'étais morte de trouille.

– Henry, Henry, j'ai murmuré. Aide-moi.

J'ai finalement poussé la porte de la librairie, miraculeusement laissée ouverte. Le vieux parquet couinait sous le poids de ma valise, je ne trouvais pas les interrupteurs pour la lumière. Je me suis installée sur la banquette en bois où se trouvaient quelques coussins, je m'y suis allongée tout habillée et, pour la première fois de ma vie, j'ai eu peur de mourir loin des miens. Loin de l'Eau Noire et de l'Eau Blanche. Loin de la ville-monstre.

Le lendemain, je me suis fait réveiller par un homme trapu aux cheveux ébouriffés qui portait des lunettes rondes et une chemise de bûcheron matelassée. Il m'a tendu la main.

– *You can sleep in my office, dear.*

Je l'ai suivi avec mon barda. Il a ouvert un local qui jouxtait la librairie et a déplié un canapé-lit. Je me suis écroulée dessus, reconnaissante.

– *I'm Fernando*, a-t-il dit. *I'm the ranger here.*

– *I'm Apolline, and I'm gonna die.*

– *You're too pretty to die right now. See you.*

Il a fermé la porte. J'ai fait ce que j'ai pu pour ne pas penser au fait que j'étais partie au milieu de nulle part sur un coup de tête, en pleine année scolaire, les poches vides, dans l'unique but de me faire aimer par un écrivain mort.

Fernando était portugais, marin de profession. Un jour, son équipage l'avait mené là, le navire était reparti, il était resté et veillait maintenant à la conservation de la nature autour de la librairie et dans les parcs de la région. Pendant ses voyages, il s'était régulièrement arrêté à Tahiti et comprenait le français mieux qu'il ne le parlait. J'avais plus ou moins saisi ce qu'il fallait faire, comment organiser les livres, faire les comptes, rendre l'argent, balayer et récurer les toilettes. Je me suis liée d'amitié avec une fille, Wanda. Une Polonaise. On passait nos soirées à boire des bières en silence face aux couchers de soleil, derrière le garde-fou qui protégeait le premier virage après la librairie. Quand je voulais me faire comprendre et que mon anglais s'épuisait, je mimais, elle ne riait pas de moi en train de mimer et c'est pour ça que je l'aimais. Bien que le trafic, à l'époque, fût moins délirant qu'aujourd'hui, ça devenait grave quand même, ce tas de bagnoles qui se sentaient obligées de faire les malines et d'emprunter la Highway 1 plutôt que de descendre à L.A. par l'intérieur des terres, comme tout le monde. De temps en temps, elles finissaient dans le fossé, ce qui rameutait de grands moyens pour les en extraire et beaucoup de gens tristes, ce qui ne nous arrangeait pas non plus. On voulait juste avoir la paix au paradis.

Pour se laver, on faisait bouillir de l'eau sur le réchaud, qu'on tempérait ensuite avant de la verser dans un seau qu'on suspendait à un arbre. On tirait sur une corde pour se rincer. C'était drôlement ingénieux. On était à moitié propres, parce qu'on craignait les coyotes qui rôdaient, alors on faisait vite, toujours avant que la nuit ne tombe. Plus tard, j'ai appris que les coyotes n'attaquaient pas les filles. Je n'ai jamais vérifié l'information.

Nos réserves de nourriture étaient systématiquement découvertes par les ratons laveurs. Le matin, on s'était fait chourer dix à vingt dollars de bouffe. J'avais pris l'habitude de me restreindre, mais les autres bénévoles de la librairie vivaient plutôt mal le fait de devoir se méfier des animaux, alors ils ont fini par dormir avec leur paquet de Kellogg's sous l'oreiller. Le samedi, je me rendais à pied au Deetjen's, le café le plus proche, en longeant la route dangereuse : on y mange les meilleurs pancakes aux myrtilles du monde. Là-bas, je griffonnais dans mon journal intime. Je me sentais très inspirée par le vent et les séquoias. Parfois, le soir, on nous laissait franchir les portes d'Esalen, haut lieu de retraite New Age inabordable pour le commun des mortels, « berceau de la psychologie humaniste » ayant pour vocation d'explorer ce qu'Aldous Huxley appelait le « potentiel humain ». Fernando le ranger nous faisait entrer et, pour cinq dollars négociés avec le gardien, on se baignait nus dans les sources chaudes au milieu d'inconnus. Le genre d'expérience qui vous donne l'impression de regagner l'utérus de votre mère plutôt que de libérer votre potentiel humain, mais peut-être que c'est ce que nous recherchons tous, au fond. Bon, je sais bien que personne n'a *raisonnablement* envie de regagner l'utérus de sa mère, mais c'est tout de même le seul endroit où on est mort et vivant à la fois, en création, et ces eaux sacrées jadis fréquentées par les Amérindiens donnaient cet effet d'être encore *à venir*. Ce n'était pas une vie désagréable. Anne Waldman, la poétesse copine des beats, se pointait de temps à autre à la librairie, Patti Smith aussi. Malgré cela, je n'avais pas encore croisé le fantôme de Miller, et je m'ennuyais beaucoup. Je lisais *Une vie à soi* de la psychanalyste Marion Milner et y trouvais un semblant de distraction (du jour où j'ai découvert que les murs me parlaient, j'ai laissé tomber la psychanalyse). Le soir, je m'endormais en dégageant bien ma joue si jamais prenait au spectre de l'écrivain l'idée de venir m'embrasser pendant la nuit. Je commençais à me dire que l'invisible ne pénétrait pas, en réalité, le monde des vivants, que c'étaient des restes de mon catéchisme et que j'étais vraiment barrée d'avoir pu penser ça. Jusqu'à ce que Fernando, un matin, nous fasse signe, à Wanda et moi, de monter dans son pick-up plein à craquer de rondelles de séquoias et de nous installer à côté de son gros chien blanc qui perdait ses poils. On n'a pas pipé mot, on faisait tout ce que Fernando nous demandait de faire, même si Wanda était récalcitrante par réflexe dès qu'un mâle blanc hétéro lui donnait des ordres. On est montés jusqu'à Partington Ridge. J'ai eu des frissons. C'était là que Miller avait vécu pendant vingt ans et écrit sa somme autobiographique, *La Crucifixion en rose*.

Fernando s'est garé, on est entrés chez le vieux Mickey Muennig, l'architecte superstar qui, grâce à ses élégantes constructions en verre et en bois, avait transformé Big Sur, terre amérindienne devenue refuge de beatniks, en région nantie et hors de prix. Fernando lui a demandé si on pouvait traverser son jardin pour se rendre dans celui de Henry. Charmant, le vieux Mickey – mort depuis. Paix à son âme. On est passés par-dessus la clôture mitoyenne. C'était de l'effraction pure et simple. Fernando avait voulu nous épater. Elle s'en foutait un peu de Miller, Wanda. Moi, je vivais le plus beau moment de ma vie. Tous les trois, dans ce jardin suspendu, avec en face l'océan qui n'en finissait pas. On apercevait çà et là, à l'abandon, étouffées par l'herbe jaune, les mosaïques peintes par l'artiste Abraham Rattner, ami cher à Miller. Il m'a semblé que dès que je détournais le regard, les herbes jaunes recommençaient à taper comme des démentes sur les céramiques dans le but de les engloutir sous terre à jamais. J'étais peut-être le dernier témoin oculaire des céramiques abandonnées de Partington Ridge. Que pouvais-je faire de cela ? C'était le plus bel endroit du monde, et il ne m'appartiendrait jamais. Je n'étais que de passage. Une gosse de la ville-monstre. La ville-monstre rappelait toujours à elle ses enfants chéris.

Je me suis tournée vers Fernando. Il m'a regardée en souriant. Wanda s'était assise contre la façade pour faire un croquis de la vue. J'ai respiré un grand coup l'air du Pacifique et j'ai compris en regardant Fernando m'imiter. J'ai compris, parce que c'était une évidence : l'âme de Miller s'était infiltrée dans le corps de ce vieux marin. Miller s'était réincarné pour me parler directement. Après ça, tout s'est emballé.

Nous avons repris le chemin de la librairie dans le pick-up. Wanda, à côté de moi, caressait le chien de Fernando. Je n'aimais pas les chiens. Je faisais quand même semblant de trouver son clébard merveilleux. Je suis allée me changer pour la soirée. J'ai enfilé ma robe de déesse bleu ciel. J'étais nue en dessous. Comme on était en octobre, il ne faisait pas si chaud, mais je refusais d'enfiler un T-shirt, un pull, un pantalon, ou n'importe quel tue-l'amour du genre. Il y avait un concert le soir même, nous devions dresser les tables. Fernando m'a fait signe de le rejoindre dans la réserve pour y prendre les nappes. Je suis entrée, il a refermé la porte derrière moi, m'a plaquée contre le mur en tôle et m'a embrassée. Il sentait les embruns. La peau mate de ses mains était rugueuse. J'adorais qu'il caresse ma peau nue : je n'avais jamais tant éprouvé des mains d'homme, puisque c'étaient celles de Henry et que

Henry m'aurait embrassée de la même manière, avec la même insolence et la même impatience. Nous ne pouvions pas rester dans la réserve à nous galocher : les invités arrivaient et les autres bénévoles finiraient par avoir des doutes. Wanda, qui avait l'âme cavalière, aurait été capable de buter Fernando si elle soupçonnait un truc non consenti. Je vivais cette soirée comme un rêve. L'écrivain-fantôme m'approchait enfin.

Les jours suivants, j'étais de repos et je planais carrément. Un peu plus haut sur la gauche, quand on remontait le long de la librairie, se trouvait le mythique café Nepenthe. Orson Welles avait acheté ce qui n'était qu'une cabane, à l'époque, pour l'offrir à Rita Hayworth en guise de cadeau de mariage. Ni l'un ni l'autre n'y avaient vécu, le mariage avait pris l'eau, la cabane avait été revendue puis transformée en restaurant. Soixante-dix ans après leur divorce, je m'y attablais devant un café, persuadée que Henry Miller tentait d'entrer en communication avec moi à travers un vieux marin portugais. Le nom de ce restaurant, Nepenthe, qui surplombait le Pacifique, faisait écho au népenthès homérique, boisson miraculeuse dans l'*Iliade*, qui évoque la délivrance et l'absence de peine. C'est aussi devenu le nom d'une fleur vénéneuse. Miller était bien là, et il me délivrerait de la banalité de l'existence.

Fernando donnait régulièrement des concerts dans un bar de Carmel avec son groupe de musique country. J'avais convaincu Wanda et les autres bénévoles de m'y accompagner un soir. Elle, mal à l'aise dans sa peau laiteuse de Polonaise, était vêtue de noir des pieds à la tête. Moi, je portais ma minijupe en lurex dorée et des santiags mauves. Là-bas, je me suis rendu compte à quel point ils étaient coincés, les Ricains. Quand on dansait sous le chapiteau du bivouac familial, c'était autre chose. Les gens prenaient vie. Ils s'incarnaient. Mais dans ce petit bar, tout le monde était timide, assis, sympathique, limité. Tout ici, d'ailleurs, de Carmel à Big Sur, manquait d'audace. Le pognon tuait l'audace.

Le grand-père allemand de Wanda avait été enrôlé dans les Jeunesses hitlériennes et, nous le révélant entre deux pintes ce soir-là, elle s'était sentie obligée de prendre une cuite. Je lui ai dit que mon grand-père à moi avait fondé le PCCW, le Parti communiste chrétien wallon, mais que celui-ci avait tenu deux jours, contrairement à l'idéologie nazie. Comme c'était hors propos, elle n'a pas souri. Les autres bénévoles l'ont raccompagnée à sa tente. Je me marrais bien malgré l'ambiance couci-couça. J'ai tenu jusqu'à la fin du concert. Fernando a proposé de me ramener à la librairie. Je suis montée dans son pick-up qui à la fois puait le chien et embaumait le séquoia. Il s'est garé devant la plage de Carmel et a fichu sa main épaisse dans ma culotte à froufrous. Physiquement, il ne ressemblait pas du tout à Miller, c'était tout son contraire, il était petit et robuste. L'alcool aidant à la confusion, j'ai joui. Est-ce que je pensais sincèrement, à cet instant précis, que je faisais l'amour à Henry Miller ? Je crois bien que oui.

On a repris la route sinueuse qui mène à Big Sur. Elle n'était pas plus éclairée que d'habitude. Il conduisait de la main gauche, la droite plantée entre mes cuisses. Mes cris, qui ressemblaient à des cris de mouette affamée, étaient de plus en plus fugaces et espacés, mais ça ne le décourageait pas, au contraire. Quant à mon désir, il était décuplé par la peur de finir dans le Pacifique Nord. Mon cerveau et mon con s'étaient accordés pour dire que, quitte à mourir, il valait mieux que soit pendant un orgasme. Pour provoquer la vie et parce que je voulais qu'il me pénètre plus à fond avec ces mains qui avaient, pendant des décennies, pêché les poissons, sorti les filets de l'eau, ces mains qui auraient pu être celles de Martin Eden, ces mains qui avaient hissé des voiles, pour tout cela j'ai détaché ma ceinture de sécurité et je me suis hissée sur ses doigts, et pendant que je faisais de mon mieux pour cueillir les dernières miettes de plaisir, j'ai ouvert la fenêtre pour entendre l'océan cogner contre les falaises.

Plutôt que de rentrer à la librairie, on a bifurqué sur un chemin de terre, dans le sous-bois. Il n'y avait que les phares du véhicule qui éclairaient notre route. La lune était cachée par la brume. Arrivé devant une petite maison en bois rouge, Fernando a baissé les phares. J'avais toujours mes santiags violettes et ma jupe relevée sur mon ventre. Il a enfin ôté ses doigts puis les a frottés contre ma toison comme sur un paillasson.

– Pourquoi tu m'emmènes ici ?

Il a désigné la maisonnette.

– *Lawrence Ferlinghetti lives here.*

Ferlinghetti, le fondateur de City Lights, la librairie mythique de San Francisco. Le papa des beats. C'était ici que Jack Kerouac, malade, avait trouvé refuge en vue de se désintoxiquer, avant d'écrire son livre cauchemardesque sur Big Sur, dont « la mer bleue derrière les hautes vagues écumantes est pleine d'énormes rochers noirs qui se dressent comme de vieilles forteresses d'ogres ruisselant d'une fange liquide ». J'ai eu envie de chialer parce que j'étais crevée, que je n'avais jamais autant joui en si peu de temps, et parce que moi aussi, je voulais en être : Miller, Kerouac, Ferlinghetti. Et plus encore parce que je savais que la tâche était trop ardue pour la gamine d'une ville en carton-pâte, fille de saltimbanques, écorchée vive d'un micro-royaume du Nord. Je ne possédais pas la clé de ce monde-là. Que quoi que je fasse, je n'en ferais jamais partie. Puis j'ai regardé Fernando immobile à côté, fatigué, feux de position braqués sur cette petite maison rouge, et je me suis dit que c'était peut-être pour cette raison précise qu'ils avaient écrit. Car ni Miller, ni Kerouac, ni Ferlinghetti, ni Gary, ni Brautigan, ni London, ni Fante, ni aucun des auteurs qui avaient foulé ces terres n'étaient morts dans la ville-monstre qui les avait vus naître. Est-ce que ma présence ici, en cet instant, me garantissait pareille filiation ? Cet évitement, par tous les moyens, d'un retour à Ithaque ? Est-ce que je pouvais être autre chose qu'une fille de ma province, de mon pays ? « Pour la première fois de ma vie je sentais que j'habitais le monde où j'étais né », avait écrit Miller à propos de Big Sur. Je me demandais où se trouvait le monde où j'étais encore à naître.

On est repartis en silence. Il s'est garé devant la librairie. Deux coyotes éventraient un pauvre écureuil. J'ai salué Fernando en ouvrant la portière. Il m'a retenue.

– *Espere um minuto. They're not coyotes. They are mountain lions.*

Derrière les séquoias brillaient les paires d'yeux de ratons laveurs qui attendaient que les pumas arrivent à satiété pour grignoter les restes. Parce que le marin utilisait son portugais natal pour la première fois, j'ai attendu une éternité que les félins s'en aillent pour rejoindre ma piaule. Je n'ai pas fermé l'œil de la nuit.

Mon séjour touchait à sa fin. J'ai appris que les pumas, tout comme les coyotes, n'attaquaient pas les humains vivants. Je n'espérais plus rien des lieux. Olivier et sa brisure me manquaient.

Le dernier jour, il était prévu que Fernando me reconduise à Monterey. Il voulait qu'on parte tôt pour éviter les embouteillages de Carmel. Une fois en ville, il s'est garé, m'a fait signe de le suivre dans l'un de ces bâtiments où, comme dans les *haciendas* mexicaines ou les motels, il faut monter par un escalier extérieur pour atteindre le premier étage. Il m'a désigné une porte, m'a dit de l'ouvrir et de rester à l'intérieur jusqu'à ce qu'il vienne me chercher. Derrière cette porte, des sanitaires. Je voulais rentrer chez moi. Il est revenu dix minutes plus tard pour m'indiquer que la voie était libre. Je l'ai suivi dans ce qui semblait être un bureau. C'était dépouillé, du genre dépouillé-moche. Il a passé la tête dans une pièce où les murs jaunes étaient tapissés d'affiches de concerts, du classique principalement, un peu de jazz. Il y avait des trucs invraisemblables par terre, des objets dont je ne connaissais pas l'utilité.

– *His office*, a-t-il dit en désignant une affiche sur laquelle un homme hirsute se tenait, bras croisés.

J'ai regardé Fernando sans comprendre. Puis j'ai vu que le nom, sur les affiches épinglées, était toujours le même. En plus d'être l'un des compositeurs les plus influents du XXe siècle, il était aussi celui que ma mère écoutait quand elle était déprimée, ou de mauvaise humeur, ou qu'elle voulait fumer un havane, ce qui revenait au même. La coïncidence aurait dû m'alerter. L'illustre musicien confiait ses clés à Fernando quand il partait en tournée ou chez lui, à New York, en échange d'un gardiennage scrupuleux de son bureau et de son jardin de millionnaire. Ça tombait sous le sens. Dans la pièce d'à côté se trouvait un canapé convertible déjà converti. La grande classe. Monsieur avait mis un drap. J'ai voulu lui dire que je ne trouvais plus aucun intérêt à coucher avec lui maintenant que Henry Milller l'avait déserté.

Je l'avais su dès que nous nous étions retrouvés devant la cabine rouge de Ferlinghetti. Miller s'était emparé de son corps pour me faire jouir sur la route pacifique et s'était retiré ensuite, définitivement. Le corps du ranger sans l'âme de Miller, c'était un corps de vieux, point-barre. Je me suis demandé ce qu'avait bien pu faire Henry du vrai Fernando, tout ce temps.

Comme j'avais besoin qu'il me conduise à Monterey sans histoire, je l'ai laissé faire.

– *I'm fucking you, Apolline.*

– *Yes, yes*, j'ai répondu en fixant les affiches des philharmoniques.

– *You make love like a Tahitian girl.*

C'était lui qui me baisait sur ce fichu canapé, moi je ne faisais strictement rien, je ne bougeais pas le petit doigt, mais le compliment a quand même dû me faire quelque chose, parce que j'ai immédiatement regagné l'acte. En une phrase, il m'avait transformée en ces filles des îles, du soleil, des mangues et du poisson, il m'avait expulsée loin, si loin de la ville-monstre et du bivouac familial. Écrasant sa peau rêche contre la mienne douce, il me revêtait, caresse par caresse, avec ses grandes mains rendues rugueuses par le nœud des cordages, d'une identité nouvelle.

– Qu'est-ce que tu fiches ici ? a demandé frère Charles en se penchant sur mon sarcophage de pierre.

Le tutoiement lui avait échappé. Je me suis demandé s'il s'en était rendu compte, ou si nous étions simplement devenus amis.

– J'attends la mort, j'ai répondu en fixant les nuages.

– Des pèlerins t'ont vue par la fenêtre du dortoir. Ils ont prévenu les hospitaliers qu'une fille était couchée dans un sarcophage. Allons, lève-toi.

J'ai fait non de la tête.

Il avait les joues rouges de celui à qui on fait perdre son temps. Quand j'ai redressé le buste, ça m'a donné l'impression d'être dans une sorte de canoë un peu macabre.

– Je ne peux plus rentrer chez Suzanne. La voisine a fait sceller l'accès. Je risque des poursuites.

– Viens à l'hôtellerie le temps de trouver une solution. Tu dormiras avec les pèlerines.

– J'ai encore des hommes à rassembler à ma table. Pour mon rituel magique.

Je me suis demandé s'il serrait les poings. Je n'ai pas osé regarder. Il fallait que je précise ma pensée :

– Je dois écrire un texte contre le découragement. Une ode à la vie.

– C'est flagrant, a-t-il dit en désignant le sarcophage. Que viennent faire les hommes là-dedans ?

– Une fois la ligne du temps terminée, le sortilège va opérer. Selon le bouquin, je serai guérie, cicatrisée et pleine de joie, et je pourrai enfin me mettre au travail.

– Quel bouquin ?

– *Rituels de magie blanche à travers le monde.*

– Tu n'as pas besoin de magie. Dieu donne du sens à tout.

– Dieue ne suffit pas.

J'avais insisté sur le « e ».

– Ne sois pas insolente.

– Si je ne termine pas ce rituel, je vais devoir me faire prescrire des trucs. Des trucs chimiques qui retapent le cerveau, j'ai dit en me tapotant la tempe.

Il devait me croire et me sauver. Je l'ai regardé de façon à lui faire comprendre : « Crois-moi et sauve-moi. » Il a levé les yeux au ciel en murmurant un truc incompréhensible, quelque chose comme « Pardonne-lui, Seigneur », puis il a croisé les bras sur son camail.

– Donne tes vêtements à l'accueil de l'hôtellerie, ils te fourniront une tenue de rechange.

– « Tenue de rechange » est une suite de mots irrecevable.

Charles m'a tendu la main. J'ai hésité avant de la prendre.

– J'ai besoin de ma ligne du temps pour mon rituel, j'ai répété. C'est sur elle que je note les leçons que j'ai tirées et que je couvre de peinture le nom des hommes de ma vie, un à un, pour que le rituel les digère.

– Les *digère* ?

Il a soupiré. Il ne cautionnait pas la magie. Comment aurait-il pu ? Son envie de sauver mon âme a quand même fini par prendre le dessus.

– Et elle se trouve où, cette… chose ?

On a attendu que le soir tombe. Frère Charles avait pris sa boîte à outils – j'avais accepté qu'il la prenne parce que je voyais bien que ça lui faisait plaisir. Ça lui donnait une certaine contenance, ça le rendait bricoleur, un peu plus mâle, sans doute. Je savais aussi que nous n'en aurions pas l'utilité.

– J'ai été pompiste, a-t-il lâché alors qu'on remontait en silence la rue du Couvent.

– Oh.

– Sur l'île de la Réunion.

– Oh.

– J'étais fiancé à une Réunionnaise.

– Oh.

Bon sang, Apolline, change d'onomatopée, ce n'est pas parce que tu as passé l'après-midi dans un sarcophage que tu dois t'exprimer comme une catho transie. J'étais à deux doigts de l'informer qu'un marin portugais m'avait dit que je baisais comme une fille des îles, mais je me suis abstenue. Pas parce qu'il était moine ni pour l'empêcher d'imaginer des trucs, mais parce que, à y réfléchir, c'était une remarque de sale colon.

– L'Esprit Saint est venu me chercher, a continué frère Charles, et j'ai quitté La Réunion.

Je me suis arrêtée un instant pour le regarder à la lueur du réverbère. J'ai imaginé une grande substance venteuse s'introduire dans le corps de Charles et l'acheminer jusqu'à Conques par les airs.

– Tu as l'air content, mais c'est une histoire tragique.

– Tu ne sais pas ce qui est tragique.

– L'amour est tragique.

– Quand le Seigneur m'a appelé, c'était irrépressible. Ma fiancée a compris que c'était mon destin. La vie dévoile son sens si on L'écoute, si on accepte de se faire guider, si on Lui demande le discernement.

– J'écoute la vie.

– Tu n'écoutes pas la vie.

– Faisons le test.

J'étais sensiblement énervée.

– Vie ? Vie ? j'ai chuchoté en regardant le ciel. Pourquoi est-ce que j'ai tant souffert en amour ? Pourquoi l'équilibre chimique de mon cerveau est-il si mal fichu ? Pourquoi ai-je été mise à la porte de chez Suzanne ? Pourquoi Jeanne possède-t-elle tout ce qu'il me manque ?

Frère Charles est resté silencieux tandis que je levais les bras pour souligner tout le drame de mon propos.

– Pourquoi est-ce que tu parles au ciel ?

– Parce que c'est là qu'Il se cache ?

– C'est en toi que tu dois regarder, a-t-il répondu en désignant mon bide. Il est en toi. Elles ne vont rien comprendre si tu leur causes, les constellations, les météorites et la station spatiale internationale. « Arrête, où cours-tu donc, le ciel est en toi : et chercher Dieu ailleurs, c'est Le manquer toujours. »

J'ai attendu un instant.

– C'est une phrase du mystique Angelus Silesius, a précisé Charles, comme s'il y avait la moindre chance que je la lui attribue.

– Tu remarqueras que personne ne répond.

– Je vais te répondre, moi. Imaginons que tout cela, tous ces petits échecs amoureux, ait été placé sur ta route uniquement pour que tu partages ton expérience. Peut-être qu'une femme, en te lisant, se dira qu'elle a une amie quelque part. Une sœur de traversée. Peut-être que c'est pour cette fille-là que tu as souffert. Et tu sais quoi ? Peut-être qu'elle sera rassurée à l'idée que tu existes. Que tu as tenu bon dans les vents contraires. Qu'elle en est capable, elle aussi.

– C'est l'idée la plus stupidement optimiste que j'aie entendue.

Nous avons pris la venelle qui longe la terrasse, puis l'escalier qui mène au petit jardin.

– Tu aurais pu vivre une existence plus ou moins normale, a continué Charles. Tu aurais eu le temps d'épouser un homme de bonne famille, d'élever des enfants comme il faut. Mais tu dévies systématiquement des chemins praticables. Tu te projettes toi-même contre les rochers les plus anguleux. Je ne dis pas que tu aimes souffrir. Je dis que tu cherches à trouver des mots pour décrire ta peau quand elle heurte la pierre. Tout cela grandit en toi et mûrit, jusqu'au jour où le rocher devient papier, où tu penses que tu pourrais faire à d'autres l'économie de s'y frotter.

J'ai haussé les épaules.

– C'est une illusion. Je ne peux pas empêcher les autres de vivre ce qu'ils ont à vivre. Ils se cogneront tôt ou tard.

– Tu sais que chez moi, les illusions sont nommées « anges », « saints », ou « Dieu ». L'illusion n'existe pas. Tout ce que tu pressens en ton âme existe et collabore pour t'élever plus haut, à ta demande. C'est important : il faut demander, c'est un travail d'équipe.

– Toute ta vie de religieux est donc fondée sur un pressentiment ?

J'ai ouvert la petite porte en bois du jardin.

– Un pressentiment tellement évident que tu ne peux pas aller contre lui, a-t-il répliqué en baissant d'un ton.

– Ouais, c'est ce que disent les drogués. Tu ne peux pas aller contre ta came, quoi. Et ta came, c'est Dieu.

Il n'avait pas l'air ravi de la comparaison. Je m'en foutais. Je ne ressemblais pas aux fidèles endimanchés qui assistaient aux offices avec leurs multi-mioches parfaits. J'étais une femme libre qui s'élevait au-dessus de leurs croyances, une femme qui se retapait par elle-même, par l'écriture, qui n'avait besoin de personne, et sûrement pas de Pieter qui aimait les garçons, ou d'Ulysse qui aimait Jeanne, ou de frère Charles qui aimait Dieu.

– Toi, ta came c'est le sexe et les hommes, a rétorqué Charles. Je peux t'assurer qu'elle est coupée à la poudre à lessiver, ta came, et qu'elle est en train de te rendre malade. La preuve, tu es malade.

– Bon, on procède comment ? j'ai demandé pour changer de sujet, et parce que je commençais à craindre qu'on nous attrape.

Impossible de déverrouiller la porte du grenier par la chatière, elle était trop basse par rapport à la serrure. La seule solution était de la crocheter, ou bien de sacrifier l'un des six carreaux de la fenêtre.

– On apprend à crocheter des serrures dans les stations-service de La Réunion ?

– Pas vraiment, a répondu Charles en farfouillant dans sa boîte.

Pendant qu'il arrachait les rubans de balisage de la porte, je suis allée sous la glycine, près du muret, pour voir si je tombais sur un truc assez lourd. J'ai indiqué la pierre à frère Charles.

– N'y pense même pas.

Il était vêtu de son aube blanche. Dans le noir, c'était une torche ambulante.

– Vas-y, j'ai fait. Va-t'en. Je m'en occupe.

Comme il restait planté là, je me suis dit que ça l'excitait peut-être de se prendre une montée d'adrénaline, que ça ne devait pas lui arriver tous les jours, et j'ai balancé la pierre contre le carreau. Ça a fait un drôle de bruit. Pas comme au cinéma. Le bruit d'un petit animal qui meurt. J'ai ôté délicatement le verre qui restait sur le bord de l'encadrement pour y glisser le bras sans me blesser et tourner la clé de l'intérieur. Une fois la porte ouverte, je me suis précipitée pour enrouler ma ligne du temps sur elle-même et rassembler les acryliques éparpillées dans la petite malle prévue à cet effet.

– Dépêche-toi, m'a pressé Charles, il y a de la lumière chez les voisins.

– J'ai besoin de mes robes.

– Pas le temps.

Je suis sortie à contrecœur, on a refermé la porte du jardin et nous sommes remontés par le haut du village pour ne pas nous faire prendre. Je n'avais pas la même condition physique que lui. J'étais essoufflée, je frissonnais. Il marchait comme s'il ne touchait pas le sol avec ses pieds.

Quand on a rejoint l'hôtellerie, j'ai eu besoin de cinq minutes pour reprendre mes esprits contre le mur, à côté de l'entrée. Bizarrement, ce carreau cassé, c'était comme s'il faisait partie de moi. J'avais mal pour lui. C'était inexplicable, comme à peu près tout ce qui se produisait dans ce village. Ça, ou bien je perdais vraiment la boule. Je ne pouvais raisonnablement pas avoir mal *à ma porte.*

Charles m'a demandé de rester là pendant qu'il expliquait ma situation à l'accueil. J'ai acquiescé en serrant contre moi tout ce qu'il me restait : mon vieil ordinateur, mes deux feuilles A3 collées l'une à l'autre, une dizaine de tubes d'acrylique dont la plupart étaient secs ou éventrés. La dame de l'accueil levait de temps à autre la tête vers moi, circonspecte. Elle a fini par déposer ses deux mains pleines de bagues sur le comptoir, indiquant une armoire de l'index. Il est venu me rapporter leur échange.

– Il reste un lit dans un dortoir de sept. Sers-toi dans l'armoire, là, il y a de quoi te changer.

J'ai arraché dedans un pantalon de yoga, un sweat violet et un T-shirt Caterpillar, puis on a marché jusqu'à l'escalier de l'aile réservée aux filles. Je rêvais de prendre une douche et de m'écrouler dans n'importe quel lit qui voudrait bien de moi. Je m'apprêtais à lui dire bonne nuit. Il a posé une main sur mon épaule. Je me suis rappelée à quel point ça me manquait de toucher et d'être touchée par un homme. C'était comme une respiration.

– Les laudes sont à 7 h 30. La messe à 11 h 45. L'office du milieu du jour à 13 h 30. Les vêpres à 18 heures. Les complies à 20 h 30. Ta présence aux offices serait appréciée.

J'ai fait non de la tête.

– C'est ton job, pas le mien.

– Vraiment ?

– Quoi, vraiment ?

Où était passée sa belle patience ? Son enthousiasme de jeune prêtre dynamique ? Il ne souriait plus. *Voilà l'être humain*, me suis-je dit. *Voilà l'homme qui déçoit.*

Je suis montée aux dortoirs. Il n'y avait là qu'une adolescente qui consultait son portable, allongée sur sa couchette. Je me suis installée devant l'unique bureau de la pièce, face à une fenêtre qui donnait sur l'abbatiale. J'y ai déroulé ma ligne du temps.

Fernando le marin n'était pas censé figurer parmi mes hommes. Néanmoins, sa présence dans ma vie en avait curieusement changé le cours. J'avais découvert, grâce à lui, que mon cerveau avait la plasticité et la puissance nécessaires pour imaginer l'âme d'un homme dans le corps d'un autre. Il y avait donc, en moi, une vie parallèle à ma vie toujours défaillante. Une Apolline des îles, des mangues et du poisson, qui pouvait renaître là où elle le déciderait, quand elle le déciderait, par l'imaginaire et par l'écriture, quelque part loin, très loin des terres noires de l'enfance.

LA ROMANCIÈRE

J'avais été reçue, à la fac, dans cet atelier d'écriture où j'avais pondu un premier roman. Pondu comme un œuf par une poule : je l'avais expulsé avec la même facilité, et même couvé. Sans résultat. Mon œuf n'avait pas été fécondé. Un roman qui n'est pas fécondé, c'est un roman-poubelle. Le mien parlait d'une Belgique qui se sépare en deux. Dans ce récit d'anticipation pas si dystopique que ça, un mur est construit entre la Flandre et la Wallonie. Un groupe de dissidents wallons occupent l'île Robinson située sur le lac du bois de la Cambre, au cœur de Bruxelles, alors sous contrôle flamand. On disait déjà de moi ce qu'on dit encore aujourd'hui : c'est une romancière *facile*. À l'époque, je n'avais pas encore compris que je ne pourrais pas changer ma façon d'écrire pour la troquer contre une autre, plus complexe et raffinée. Je voulais que ma plume soit faite du sang de mes boyaux, comme ces filles brûlantes, fauteuses de troubles, engagées, guerrières. J'ai fini par me rendre à l'évidence : je n'avais pas leur puissance lyrique. Mais cela ne m'empêchait pas d'avoir la certitude que sans l'écriture et sans les livres, respirer, dormir, manger, faire l'amour, être une femme dans ce monde ne me servait à rien du tout. *Facile,* c'était peu, mais c'était tout ce que j'avais.

Olivier, qui avait été le seul à m'encourager dans mes tentatives littéraires, commençait à sortir de ma vie. Nous ne savions plus quoi faire l'un de l'autre. On tournait en rond. Je reprenais la pilule, lui l'alcool à midi, on ne s'envoyait en l'air qu'occasionnellement. Quand on le faisait, je comptais les perruches qui survolaient le Velux de ma chambre.

J'avais demandé à une autrice que j'admirais et dont j'avais adoré le livre, très drôle, de me dire ce qu'elle avait pensé du mien, mon œuf sacré, contre rémunération de la fac, qui insistait pour que nous nous frottions à la critique.

Elle m'a donné rendez-vous dans un café de la rue de Buci. J'ai pris le bus pour Paris parce que je n'avais pas de quoi payer le train. Le bus, qui n'avait pas la clim, est resté coincé trois heures dans les embouteillages. Sur le périf, une fille s'était allongée à moitié nue sur le capot de sa voiture pour prendre le soleil et me faisait signe régulièrement, comme pour me soutenir. C'était drôlement prémonitoire de sa part. Je me suis pointée au café habillée comme une princesse, vêtue de mes bottes couleur *rose métallisé chatoyant* et de ma minijupe *vert sapin iridescent* en velours et fils dorés, mais j'étais froissée par le trajet, démaquillée à cause de la chaleur et décoiffée comme si c'était de la fausse négligence. Grave erreur. La romancière, vêtue d'un pantalon, d'un pull à col roulé et de cheveux coupés très court, m'a toisée gravement. Elle ne portait pas de maquillage. J'ai senti son regard de lionne évaluer ses chances de me dépecer d'un seul coup de mâchoire. Ce regard disait que je ne pouvais pas écrire *et* consentir aux codes de la féminité dictés par le patriarcat. Je devais choisir mon camp, laisser tomber l'un ou l'autre. Ce qui était vrai, d'ailleurs, pour les hommes : les écrivains étaient souvent laids, déplumés, rougeauds, bedonnants, mais de cela on se fiche, puisque les filles n'ont aucun mal à coucher avec les moches, du moment qu'ils ont du pouvoir, du fric ou une larme de succès. Dans ses yeux noirs, j'ai donc lu quelque chose comme : « Dégage ton cul de petite biche innocente, tu n'appartiendras jamais à ma race d'autrices, il y a trop de lumière en toi. » Elle a jeté mon texte imprimé sur la table. Il était raturé de rouge, du rouge partout. Elle avait raison, c'était un œuf non fécondé.

En revanche, elle se trompait sur moi, elle se trompait forcément. Moi aussi, je n'étais que de la poussière d'étoiles sortie des entrailles de la terre et modelée par je ne sais quel hasard, moi aussi les hommes me foutaient en colère. *Oui, je porte des jupes et j'aime qu'on me remarque, mais je viens en amie. Regarde, j'ai les mains vides, je veux apprendre de toi, j'aime ce que tu fais, je viens en amie. Non : en petite sœur.*

Elle est sortie du café en réclamant les deux cents balles qui lui étaient dues pour sa supervision. Une larme, une deuxième, une troisième se sont mises à tremper mon texte et y former des traînées rouges. Je suis allée m'enfermer dans les toilettes. Une phrase avait été écrite au feutre noir sur le distributeur à papier.

TOUT A SES MERVEILLES,
L'OBSCURITÉ ET LE SILENCE AUSSI.
HELEN KELLER, AVEUGLE ET SOURDE

Je me suis remise à pleurer en arrachant une tonne de papier pour éponger mes sanglots. Mon portable a vibré dans mon sac. Le nom du type s'est affiché. Je n'en croyais pas mes yeux mouillés. Lui, le seul gars qui écrivait comme les auteurs américains de ma vie, avait soudain décidé, alors que j'étais au fond du trou, recroquevillée sur les W-C du Bar du Marché, de m'envoyer un message dans un miracle de synchronicité. Il avait cette façon de poser ses mots, de les faire cogner à la Philly Joe Jones, mon batteur de jazz préféré. Il était charnel et fainéant, vif et indolent, à contre-courant. C'était certain : il avait vu ma tristesse en songe et s'était résolu à me porter secours.

Je me suis levée. *Ô Vie ! Je t'aime si fort ! Pluie de gratitude sur Toi !* J'ai pris le métro jusqu'à la gare de l'Est. J'avais du mascara et du stylo rouge sur les mains et les avant-bras. D'habitude, quand je chialais, je pensais aux planètes : Mars, Vénus, Uranus, Saturne. Foutue Saturne. Je me les représentais, ça me calmait instantanément de penser qu'Uranus n'en avait rien à cirer de ma détresse. J'ai marché jusqu'au Comptoir Général. Je suis entrée et, à la vision de la proue de bateau plantée au milieu du café, j'ai eu le mal de mer. Je détestais les bateaux. J'avais le mal de mer sur les pontons, les jetées, les brise-lames. Dans les hamacs. Je me suis installée sur un canapé défoncé en fermant les yeux, priant pour que ça cesse de tanguer.

Il est arrivé. Élégant. J'étais toujours dépenaillée à cause de mon trajet en bus, et décomposée par mon entretien avec l'autrice. Je lui ai demandé ce qu'il voulait boire. « Un punch », a-t-il dit en déboutonnant sa veste de costume. J'ai fait la queue, ça tanguait toujours, j'ai payé alors qu'il était riche et célèbre et que j'étais pauvre et triste.

Il m'a dit qu'il partait à Buenos Aires le lendemain pour une série de conférences sur Borges. « J'aurais pu rencontrer Borges, à l'époque, mais j'ai refusé. Il m'aurait déçu. Les écrivains déçoivent toujours », a-t-il lancé tandis que je le suivais, après le punch, dans la minipiaule qu'il squattait gratos. Il a déclaré qu'il devait prendre une douche. J'ai attendu qu'il se lave. Il est sorti, une serviette nouée sous ses bras, et m'a embrassée. J'avais beau me dire que j'embrassais vraiment le double littéraire de Philly Joe Jones, eh bien, ce n'était pas Henry Miller. C'était un type marié, père de famille, qui pensait que j'étais là pour le divertir. Il s'est allongé contre moi.

– Ne deviens jamais romancière. Tu es trop jolie. Ce serait du gâchis. Promets-le-moi.

Ça sonnait comme une menace, alors j'ai hoché la tête.

– Qu'est-ce qu'elles ont, toutes ces filles, à vouloir écrire ? a-t-il insisté.

Je n'ai pas su répondre avec pertinence. J'ai dû lui dire qu'il était beau. Que je voulais qu'il m'étouffe avec sa peau brune. *Qu'est-ce qu'elles ont, toutes ces filles, à vouloir écrire ?* C'était exactement ce que j'avais lu dans le regard de l'autrice du café. Qui étais-je pour prétendre à quelque chose ? Pourquoi est-ce que je tenais à porter ces fichues jupes, ces santiags qui brillent et ces hauts qui dévoilent mes épaules ? Qu'est-ce que je cherchais à prouver, et à qui ?

– Est-ce que je peux t'accompagner à Buenos Aires ? j'ai demandé du bout des lèvres.

Il a ri. Il a ri de son beau rire, découvrant ses dents ultra-blanches, là, devant moi, en caleçon, rutilant. J'étais sérieuse. Je ne riais pas. L'homme-hibou l'avait dit : j'avais été courtisane dans une autre vie. Je m'en contenterais donc. Qui est-ce que j'avais cru être, pendant cette fraction de seconde où j'avais lu son message providentiel, assise sur les W-C, pour me croire semblable à lui ? Parce que j'avais passé mon adolescence dans un bivouac, entourée de comédiens et de bonimenteurs, parce que j'avais eu l'enfance de travers, que j'avais cuvé ma peine à Grandnid avant même d'être condamnée, je méritais d'être traitée en égale ? Quelle haute estime de moi devais-je avoir pour penser que ma plume possédait une décadence bien à elle, que ma colère était sacrée, tout aussi sacrée que la sienne. Il avait raison. J'étais comme les autres. Je guettais mon petit lopin de terre littéraire, et je croyais que lui, grand seigneur, m'en accorderait une parcelle, parce qu'il voyait au fond de moi qui j'étais vraiment et le potentiel que je pourrais y cultiver. Parce que moi aussi, j'étais irrévérencieuse.

Comme il continuait de glousser, j'ai compris que je n'étais même pas assez bien pour ça. Le servir. Mais si je n'étais vouée à n'être ni romancière ni courtisane, qui étais-je ? J'ai ressenti un grand vide, puis plus rien. Uranus, Mars, Saturne. Tout était vide comme l'espace, infini comme l'espace, comme Dieue. Alors, j'ai eu cette pensée qu'un jour ce rire lui arriverait en boomerang et rentrerait, comme rembobiné, par l'endroit d'où il était sorti. Son hilarité face à la jeune femme de vingt-cinq ans aux paupières prises, à cet instant, de contractions involontaires, cette jeune femme exténuée qui quémandait de l'amour assise en boule au pied du lit avec dans sa besace son tout premier texte maculé de rouge, cette jeune femme envenimée par la haine d'une autrice-sœur, cette hilarité lui reviendrait un jour, et il prendrait peur. Son rire serait fait prisonnier de sa tête, captif comme l'est le rire des fous, pour ne jamais plus en sortir.

J'arrivais au bout de ma ligne du temps. Le nom de l'écrivain avait dû être raccourci pour ne pas déborder de la feuille. Ça me fatiguait, à force, de leur trouver des couleurs, d'user d'expédients puérils comme la peinture et le coloriage. Toutefois, cette méthode me permettait de contenir les hommes, de les étiqueter, de les réduire à leur essence. Si l'un d'eux était bleu ou vert sous mes doigts, valait-il beaucoup plus en réalité ? Je me rendais bien compte que c'était une technique qui ne servait qu'à simplifier mes sentiments, à objectiver ce que j'avais pu éprouver d'émotions à leur égard. Il s'agissait de figer ces hommes dans l'éternité, de les fossiliser pour les désarmer. J'espérais ainsi qu'ils deviendraient inoffensifs. Mais je n'étais pas une sorcière : mes acryliques n'avaient aucun pouvoir sur la trajectoire des choses. J'étais mon propre patient, à qui j'inoculais des traitements expérimentaux dans l'espoir d'une guérison.

J'ai regardé les pèlerines endormies dans les lits superposés du dortoir. Elles reprendraient la route quelques heures plus tard, d'autres les remplaceraient. Que vivaient ces femmes ? Que faisaient-elles là ? Quels avaient été leurs drames ? Pourquoi cheminaient-elles vers Compostelle ? Dans l'espoir de quel changement, de quel miracle ?

J'ai attrapé le sweat informe que j'avais puisé dans le bac « tenues de rechange » en attendant que mes affaires sèchent et je me suis dirigée vers les douches. C'étaient des vêtements oubliés, qui ne m'allaient pas, qui ne me mettaient pas en valeur. Dedans, je me reconnaissais à peine, ou bien si, mais la version la plus problématique de moi-même, celle que je m'efforçais de cacher : la fille un peu ronde, disgracieuse, encombrée des résidus de l'adolescence. Je n'avais pas de quoi me maquiller. Le maquillage, c'était une partie de moi, pas une coquetterie. Sans lui pour m'embellir, je redevenais la fille passe-partout que je m'étais évertuée à supprimer. De plus, je n'avais aucune envie de me lever pour l'office des laudes. Je ne voulais pas dormir là. Je voulais regagner ma maison penchée. La maison apprivoisée, celle pour qui j'avais mal.

Comme j'attendais le coup de fil d'Ulysse, j'avais les yeux collés sur mon portable. Jeanne apparaissait sur tous mes réseaux sociaux. Elle n'était pas jolie, elle était même un peu voûtée, boiteuse, atteinte de ce trouble auquel elle ne pouvait rien, mais elle possédait tout ce que j'avais convoité dans ma vie : Ulysse, l'argent, une maison au soleil, des fenêtres, le succès, les anxiolytiques qu'elle prenait parfois quand elle pensait trop à la mort. Même ces foutus cachets, je les lui enviais. Mais le pire, c'était son amour pour moi. Comment pouvait-elle me donner autant sans rien recevoir en retour ? Voilà ce que je jalousais à Jeanne, et par-dessus tout : sa bonté.

Le lendemain matin, je suis descendue au réfectoire prendre le petit-déjeuner. Personne ne me regardait. J'étais devenue invisible comme je le craignais. J'ai salué Charles, qui mangeait avec les autres frères, et je suis allée m'asseoir près d'un couple de vieux à côté duquel se trouvait une place vacante. J'ai d'abord rechigné à faire la conversation, puis je me suis dit qu'ils ne méritaient pas ma mauvaise humeur. Ils avaient l'air sympathiques. Nous avons échangé deux mots sur nos parcours.

– Vous êtes donc romancière ?

– Un bébé romancière.

– Vous écrivez sur quoi ? a demandé la vieille.

L'éternelle question. Qu'est-ce que ça pouvait bien leur faire, de savoir ce que j'écrivais ? C'était de la fausse politesse, une question qui ne servait à rien, vite venue, pas réfléchie. Je détestais cette question, au même titre que celle des éditeurs : « Mais que voulez-vous *vraiment* dire à travers ce texte ? » Eh bien, vous avez la réponse sous les yeux, elle fait 240 pages.

– J'écris un essai sur le découragement chez les jeunes, et les possibilités de s'en sortir.

– Comme c'est intéressant !

– Comment vous y prenez-vous ? a demandé le vieux. J'ai toujours voulu écrire un livre mais, vous savez, c'est difficile de trouver le temps…

Blablabla. Ça fait dix ans que tu ne travailles plus, abruti, écris-le, ton fichu bouquin ! C'est à ce moment-là que, de colère ou de lassitude, j'ai levé la tête. Droit devant moi, sur le mur d'en face, se trouvait une reproduction de la Cène. Jésus, à table, entouré de ses disciples.

Il y a des instants déterminants dans nos vies. Des instants qui n'ont l'air de rien et qui changent tout. On les appelle « tournants », « virages », « chocs ». Ils sont inoubliables. C'était l'un de ces instants. J'étais en train de comprendre quelque chose.

– Excusez-moi, j'ai dit en me levant.

Ils m'ont fait un signe de la main. J'ai embarqué le morceau de pain entamé, l'ai fourré dans ma bouche et suis remontée au dortoir. Je mâchais inlassablement. La mie, attaquée par les sucs de ma salive, s'était désintégrée dans ma bouche depuis un moment, mais je ne parvenais ni à l'avaler ni à la cracher. J'ai déroulé ma ligne du temps sur le bureau et j'ai compté. J'ai recompté. J'ai compté encore.

LE MEC BIEN

J'ai fini par rencontrer un Mec Bien. Un type beau, blond comme les blés, bon comme il faut, grand et fort. Loyal, généreux, fidèle, amoureux. Un homme-cocon. Le genre qui te caresse la joue pour te dire qu'il t'aime, que tu es belle, qu'il s'occupera toujours de toi. Tu sais qu'il dit vrai. Tu es enveloppée de douceur. Il est merveilleux comme le soleil à travers les arbres, ton conte de fées. Ça t'arrive enfin. Tout prend sens : ta route, tes chutes. Vous êtes tellement bien ensemble que vous louez des vélos, des trottinettes, des pédalos, des trucs gnangnans d'imbéciles heureux. Tu as trouvé ce que tu cherchais. Vous faites cuire des marshmallows à la broche, il est circassien et t'apprend le trapèze. Tout en toi est léger, maintenant.

Le problème, tu le découvres assez vite mais tu l'étouffes. Le problème, c'est ton corps. Ton corps n'adhère pas à l'idylle. Ton corps boude, te refuse le désir. Tu le supplies de se réveiller. Il ne veut rien entendre. Devant le Mec Bien qui ressemble à Burt Lancaster, il est sec comme une plaine berbère. Tu hurles sur ta chair indifférente, pour te punir tu te tapes la poitrine comme les macaques, c'est impossible, tu répètes, ton corps ne peut pas être dissocié à ce point de ton cœur. Il n'a pas le droit d'agir comme ça, pas maintenant, pas après tout ce temps. Tes prières se transforment en cri. Rien ne vient. Tu fais l'amour, ce n'est pas désagréable parce que tu l'aimes d'une certaine façon, le Mec Bien. Mais tu l'aimes sans feu. Tu es gênée parce que c'est ce qu'on t'a toujours dit des hommes, et l'idée d'être comme un homme guidé par sa queue t'indispose, tu es plus noble que ça. Et pourtant, tu dois te rendre à l'évidence : ton corps est ta boussole. Tu auras beau le déplorer, crier à la méprise, il aura, désormais, tous les pouvoirs sur ton cœur.

Tu ne brûleras point pour le premier homme qui saura t'aimer comme tu as toujours voulu être aimée, et ces quelques mois de mirage n'auront de cesse de t'interroger : et si ton désir naissait de ce qui ne peut t'être donné ? Tu te demandes encore quelle était ta leçon.

Je suis allée trouver frère Charles après l'office. Il récupérait les feuillets des laudes sur les chevalets et disposait ceux de la messe à venir.

– Tu as bien dormi ?

– Je dois te dire quelque chose, j'ai murmuré.

– Marchons d'abord.

Ça impliquait qu'on doive passer par le déambulatoire. On n'avait pas le droit de causer, dans le déambulatoire. J'ai pris sur moi. Il a levé la tête vers le reliquaire de sainte Foy, je l'ai imité. Ça m'avait paru glauque, la première fois, de me dire qu'il y avait des lambeaux de chair et des ossements dans cette lanterne suspendue, et que cela donnait lieu à un culte. Ces derniers temps, la méfiance s'était transformée en curiosité. Non pas à propos de l'objet en lui-même, mais envers tout ce que je projetais dessus. L'espérance. Je me disais que ces restes de sainte Foy, pour avoir été tant adorés et vénérés, devaient receler quelque chose de particulier. Si la force d'un reliquaire n'émanait pas du contenu en lui-même, n'avait-il pas été doté, à travers les siècles, des millions de prières dont il était le réceptacle ? Je ne pouvais pas croire que ça ne le rendait pas un peu plus chargé. Mais de quoi ? D'énergie ? De mystère ?

J'ai attendu qu'on soit sortis pour annoncer à frère Charles ma grande découverte.

– L'autre jour, tu as dit que je tenais une grenade entre mes mains.

– La grenade de la foi. C'était une image.

– Il y a douze hommes à ma table.

Charles s'est approché du muret pour arracher quelques mauvaises herbes.

– Douze hommes à ma table, j'ai répété.

Nous nous sommes dirigés vers le cloître.

– Que dois-je comprendre ? a demandé Charles.

– C'est évident !

– Bon sang, a-t-il marmonné en se tournant vers moi, ne me dis pas que tu t'identifies à Jésus.

Il y a eu un grand silence, le temps que je percute.

– Quoi ? Mais non, bien sûr que non.

– C'est un grand soulagement.

– Je viens de me rendre compte que, tout ce temps, je m'étais posée en victime. J'ai décrit la plupart des hommes de ma vie comme des mauvais gars, des manipulateurs, des pièges à filles, des serpents, et chaque histoire douloureuse comme un apprentissage involontaire. Je me suis trompée.

Nous nous sommes arrêtés devant la petite fontaine qui se trouvait au centre du cloître. Elle contenait des centaines de pièces, de la petite mitraille brune qui scintillait à travers l'eau translucide.

– Le dénominateur commun, c'est que je les ai tous choisis. Ils m'ont suivie comme suivent les disciples. Un temps du moins. Je me suis plantée devant eux et j'ai dit « Tu me plais », ou « Je te veux », ou « J'accepte ta proposition ». Je ne suis pas une victime, Charles. Je suis celle qui décide. Même quand je ne le sentais pas, au fond de moi, j'ai dit oui au pire.

– Ne te condamne pas pour cela. Personne n'est à l'abri de l'emprise. Ce n'est pas une question d'intelligence.

– Me condamner ? Non, ce que je veux dire, c'est que je peux décider d'être heureuse ou malheureuse… enfin, tant que la vie ne me soumet pas à des forces trop violentes. Je peux stopper le malheur. C'est ce qu'a dit la voix dans le mur. *Va vers la lumière.* J'ai donc le choix.

– La voix dans le mur ? Tu entends des voix ?

Comme je ne répondais pas, il a déclaré :

– Parfois, nos propres forces ne suffisent pas à quitter ce qu'on aime et qui nous fait du tort.

– Bien sûr que si ! J'ai rangé cette foutue baraque, et pendant que je la rangeais, je rectifiais ma trajectoire. Je peux refuser qu'on me dévore le cœur. J'ai la puissance d'une montagne.

Par réflexe, j'avais dit ça en gonflant (sans succès) mon biceps droit avant de taper mon cœur du poing à la manière d'un Viking – ou d'un masculiniste arriéré.

– Ton âme est sortie de sa nuit noire, a murmuré Charles en souriant.

Nous nous sommes installés sous le tilleul.

– Il y a en moi un puits de joie. Ça me déborde, ça me déborde.

– Tu as rencontré Dieu. C'est ta nuit de feu.

– Non, pas de nuits, pas de nuits, juste un grand jour, c'est en moi. Cette grande force.

– Dieu est en toi.

J'étais trop joyeuse pour le contredire. Le rituel avait fonctionné. J'avais une tablée de douze hommes à laisser partir. Et puis j'ai pensé : d'accord, Charles, Dieue est cette force-là en moi, mais à condition que je sois *moi aussi* cette force-là. À condition que nous soyons co-créatrices, l'une et l'autre. Comme je ne savais pas comment l'exprimer ni même si j'en étais tout à fait certaine, je me suis tue et j'ai regardé les collines à travers les branches du tilleul. Sous mes pieds l'impression d'un socle immense qui soutenait mon corps, mon esprit, la mouche et le vent. De soubassements. *Il y a des structures invisibles à l'édifice de guingois que je suis.* J'ai aussitôt voulu chasser cette idée, m'en dessaisir parce qu'elle était *impensable*, mais c'était trop tard, elle cheminait en moi.

Charles s'est retiré en me saluant, il devait préparer la messe. Son salut était plein de douceur. Et si je le prenais dans mes bras ? Et si on faisait sauter ces règles absurdes ? Ne savait-il donc pas, en Le côtoyant au quotidien, que le Christ n'y verrait aucun mal ?

Je n'étais ni Ève l'alléchée, ni la Vierge Marie, ni la femme adultère, je n'étais pas non plus Marie Madeleine la repentie. Elles étaient toutes en moi et j'étais chacune. Quand est-ce que leur Église d'hommes verrait au-delà de la Vierge, de l'Épouse, de la Putain et de la Mère ? Ne pouvions-nous pas être à la fois désirantes et désirées, tentatrices et tentées, pécheresses et vertueuses, servantes et servies, et prétendre nous aussi à connaître le Christ, à nous lier intimement à Lui ? S'Il n'était qu'Amour, ne désirait-Il pas absolument et nécessairement qu'on soit nous aussi éprises de nous-mêmes, de nos si vastes étendues intérieures et de nos champs de bataille surtout ? Parce que nous étions pleines à craquer de contradictions, parce que nous étions belles et indécentes, aspirait-Il vraiment, comme l'Église voulait nous le faire croire, à y mettre de l'ordre ? Jésus ne tenait-Il pas, précisément et au contraire, à ce que nous embrassions nos désordres et nos désirs du mieux possible, dans le respect de nous-mêmes, de notre chair et, par-dessus tout, de notre liberté ? Dans le respect absolu, ensuite et comme une évidence, du vivant qui nous entoure ?

J'ai regardé Charles s'éloigner comme s'il volait. J'ai baissé les yeux sur mes vieilles nippes informes et sur mes mains déshydratées. Je n'avais plus rien ? Et alors ? Tant que je vivrais, les choses seraient belles et bonnes. J'allais enfin pouvoir écrire ce livre qui éviterait aux gamines de se dissoudre dans les affres de l'amour déçu et du découragement. J'ai vu très distinctement ce que m'avaient apporté tous ces hommes et ce que je pourrais en tirer. Ils étaient à la fois mon armée et ma guerre. Chacun recelait sa propre lumière, parfois vive, parfois minuscule, qu'importe : cette lumière m'était parvenue, j'en étais encore porteuse à ce jour. Ils avaient fait de moi celle que j'étais et, pour la première fois depuis longtemps, j'ai aimé cette créature imparfaite posée contre le tronc du tilleul. Ce matin-là dans le miroir, parce que la salle de bains du dortoir était mieux éclairée que celle de Suzanne, j'avais découvert des rides naissantes sur mon front. J'ai été surprise de les voir apparaître à l'instant même où je me sentais naître.

Merci papillon, merci tilleul, soleil, oiseau, souffle invisible, merci hommes qui êtes la preuve que j'ai aimé et que je peux aimer encore, aimer mieux, aimer au-delà de vous, aimer tout.

Je suis allée m'installer dans la cour de l'hôtellerie pour boire un café au lait. Un groupe de pèlerins bavardait joyeusement. Ulysse avait laissé un message sur mon répondeur. Il disait que, effectivement, seule la propriétaire avait le droit de pénétrer les lieux avant la venue d'un expert. Mais était-ce si grave ? Étais-je si pressée ? Il y avait du soleil. J'avais un toit. Je savais que ce rayonnement ne me quitterait plus. Mieux : il me guiderait. J'ai regagné le dortoir. Les pèlerines étaient parties. Les lits étaient faits. J'ai ouvert la fenêtre pour sentir le vent contre ma peau. Je me suis assise devant le petit bureau. J'ai déroulé ma ligne du temps. J'étais solide. Je n'avais pas peur. Je ne tremblais pas.

Puis, alors que je me tenais digne et droite, j'ai écrit son nom, le tout dernier, celui qui devait mettre un terme à mon rituel, et c'est comme si j'avais libéré une bête tapie dans les profondeurs : elle s'échappait peu à peu des abîmes et obscurcissait la lumière vive du dortoir. J'ai senti cette souffrance que je croyais putréfiée, réduite en poussière, se recomposer brutalement au creux de mon ventre et reprendre vie. Elle ressemblait à ces monstres marins antiques, tel Ladon aux cent têtes, Ladon dont les langues visqueuses s'engouffraient à présent dans ma bouche pour m'asphyxier, bramant des mots venus du fond des âges, des mots de mort et de peines immenses, et plus ses dards agités s'enfonçaient plus je suffoquais ; il faisait noir, désormais, dans le dortoir silencieux, tandis que la souffrance s'immisçait précisément par l'endroit où je guérissais, rouvrant et dévorant les sutures opérées par l'écriture et par la grâce – et tout m'est apparu à nouveau très distinctement.

ROCKSTAR

J'ignorais que la condition de l'auteur, en publiant un premier livre, était la même que celle de Faust quand il signait son irréversible pacte : offrir son âme en échange d'un coup de projecteur. Âme qui serait ensuite livrée aux ténèbres. En l'enveloppe charnelle de Rockstar, les ténèbres avaient revêtu leur plus beau déguisement. Il chatoyait. N'importe qui aurait pu s'y méprendre. Sa rencontre coïnciderait exactement avec le retour de Saturne dans ma vie. Et peut-être aussi, plus exactement, avec l'arrivée de l'orgueil qui coulait victorieusement dans mes veines depuis que mon nom avait été imprimé pour la première fois sur la couverture d'un roman.

La soirée chez Serge et Sabin avait été extraordinaire pour une môme dans mon genre. Les invités étaient tous déjà accomplis, en proie à des questionnements existentiels qui ne m'effleuraient point encore, à des sentiments que je ne pouvais pas connaître parce que j'étais novice, en germe, et que je m'estimais chanceuse de côtoyer ces illustres. Des sentiments comme l'aigreur. À table, comme je m'en rendrais compte un peu plus tard, il n'y avait pas que de joyeux désabusés. La plupart étaient au bout du rouleau. Il y avait de vrais grands qui triomphaient et qui pourtant répétaient que c'était insuffisant, qu'ils en voulaient plus parce que d'autres avaient plus et que c'était injuste, la vie était injuste, ils exigeaient plus de promo, de télé, d'articles, de prix, d'argent, d'attention. Ils buvaient pour oublier qu'ils étaient dégorgés, essorés, envieux, vidés de leur jeunesse et de leur substance créatrice.

Ça faisait dix ans que Serge et Sabin voulaient nous présenter l'un à l'autre. La vie avait donc réussi à me maintenir, pendant dix ans, à distance de ce poison, mais elle n'en pouvait plus, la vie. La pression contre le garde-fou était trop forte, elle avait fini par céder. Les faibles braises qu'il restait en moi, celles de mon feu éteint face au Mec Bien, se sont enflammées. Je me tortillais comme se tortillent les flammes en attente d'un combustible.

– Je dois faire l'amour avec toi.

C'est ce que je lui ai dit, ivre, dans le hall d'entrée de Serge et Sabin. Je suis entrée dans son grand appartement de riche, ses baisers étaient tellement évidents, comme destinés à ma bouche exclusivement, que je ne me suis pas opposée au reste. Ses mains. Des geysers en moi insoupçonnés ont inondé le parquet fraîchement ciré par la bonne. J'ai eu, à ce moment même, une pensée coupable pour cette femme qui n'avait probablement d'autre choix que de cirer le parquet en merbeau massif de Nouvelle-Guinée (vernis huilé) d'un chanteur cocaïnomane, avant de lui faire la cuisine et de changer ses draps, et de recommencer après chaque fille qui laissait son empreinte.

Rockstar, gonflé d'orgueil suite au déluge, s'est écrasé sur moi avant de se fendre d'un :

– Je vais venir, je vais jouir.

Il faudrait dire une bonne fois pour toutes aux hommes que c'est inutile de prévenir. Qui leur a fichu ça dans la tête ? Viens à ton aise, coco, mais, je t'en prie, *ne préviens pas*, arrange-toi autrement. Malgré ça, mon cœur débordait de ce que j'identifiai très vite comme de l'amour romantique.

Je l'ai revu le lendemain soir. On a regardé un film sur la fin du monde. Je portais de la lingerie chère et inconfortable. C'est ce soir-là, alors qu'il me tournait le dos dans son grand lit et que mon cœur hurlait de douleur, ou plus précisément de ce débordement du cœur qui n'était pas de l'amour, car comment aurais-je pu aimer une ombre déguisée en homme, ombre bouchère qui, privant le bourgeon de clarté, le tue avant qu'il ne s'ouvre en fruit ou en fleur ; c'est là, une fois qu'il s'est mis à ronfler, que j'ai entendu les voix.

– *Tire-toi de là*, disaient les murs. *Va vers la lumière.*

– C'est l'homme de ma vie !

– *Va vers la lumière.*

Ça a duré comme ça dix bonnes minutes, entre les murs et moi. Dans le lit, à côté de Rockstar et de son ventre boutonneux, je me demandais pourquoi donc, en guise de première expérience mystique, il fallait que ce soient des voix échappées d'un mur qui me parlent. Je me suis quand même dit que si les voix ne venaient pas *vraiment* du mur mais de ma tête, si elles étaient bel et bien le fruit de mon expérience et de mon intuition, elles n'en avaient pas moins de valeur et que je ferais mieux de les écouter.

Puis la douche, la porte blindée, Rockstar qui se lève pour m'ouvrir en tirant la gueule, les poubelles éventrées dans la rue, le message envoyé resté sans réponse, la fin et le début de tout.

J'avais cru que mettre un terme à ma ligne du temps et l'enrouler sur elle-même de façon à ce qu'elle « digère » mes hommes, comme le préconisait le rituel, me permettrait de passer à autre chose. J'ai pensé, parce que j'avais respecté l'ordonnance de mon docteur à la lettre, que ma guérison serait radicale. J'ai imaginé la césure totale, parfaite, entre ma vie d'avant et celle à venir. J'ai songé à cette phrase de Murakami : « Quand vous sortirez de la tempête, vous ne serez pas la même personne que celle qui y est rentrée. C'est tout l'intérêt de la tempête. » Bien. Qu'avait fait de moi la tempête ? Un truc insipide, déglingué, sorti du broyeur. J'avais noté, en guise de dernière leçon, celle qui m'avait été soufflée par les murs : *vas vers la lumière.* N'était-ce pas, après tout, notre seul vrai pouvoir ?

Charles est venu me trouver alors que j'étais assise sur le muret devant l'abbatiale et que je m'interrogeais sur les chances de tomber dans un broyeur à déchets et d'en sortir indemne.

– Ça n'a pas fonctionné, hein ? Ta magie.

J'ai fait non de la tête. Il a souri.

– Allons prier.

J'ai commencé à suivre les offices. Les laudes étaient trop matinales pour moi, le rituel de la messe me paraissait interminable, figé dans la tradition et dogmatique, mais j'aimais les vêpres et les complies où on chantait les psaumes. Je mangeais au réfectoire avec les pèlerins. Je recommençais à dormir – tout cela plus ou moins laborieusement. À force, mon corps s'habituait à la cadence. Si j'avais eu de la peine à copier les gestes des frères les premiers jours, je les avais enfin mémorisés. La répétition des offices structurait mes journées. Certains jours, je parvenais à faire le vide en moi, à plonger, à toucher du doigt la même grande clairvoyance que j'avais eue sous le tilleul en compagnie de frère Charles, mais elle m'échappait dès que je pensais la saisir et je devais tout recommencer. Si je faisais un pas vers le silence, la prière, le lâcher-prise, s'il y avait le moindre mouvement timide de mon cœur vers l'invisible, ma raison venait brutalement démêler mon âme du divin. Ma raison empêchait toute tentative de connexion entre moi et ce que, peut-être, j'abritais de plus grand que moi et que j'effleurais à peine. Elle refusait de coopérer.

Je passais de temps en temps devant chez Suzanne. Ça ne me faisait plus grand-chose. Je n'éprouvais ni joie ni tristesse. Je ressemblais sans doute à ces fous, dans les films, qu'on voit se promener vêtus de blanc, sous sédatifs et hagards, dans le parc ensoleillé des asiles.

J'allais souvent rendre visite à la vieille Alice, qui me donnait quelques farçous ou de la saucisse à l'aligot, et qui restait plantée devant sa fenêtre sans bouger. Je lui demandais ce qu'il y avait à voir de si passionnant.

– Ça, répondait-elle inlassablement en indiquant la colline d'en face et ses châtaigniers. Viens t'asseoir près de moi.

Comme « ça » ne m'intéressait pas, je déclinais poliment et j'allais manger mon assiette plus haut, près du parking, où un petit escalier ombragé m'abritait de la chaleur. De là, je voyais la chapelle Sainte-Foy et je me rappelais mon arrivée, mon ascension dans la forêt, mes pleurs face à la sainte, la langue de l'âne contre ma joue. Aujourd'hui, la source était tarie. Je ne pleurais plus. Je ressentais un grand calme sans questions. Le calme de ceux qui ont abdiqué. Je n'allumais pas mon téléphone portable. Je demeurais, sous anesthésie, à l'abri du monde. Ici, j'étais protégée. « Ne m'enlevez pas mes démons, vous emporteriez aussi mes anges », écrivait Rilke. Plus de démons, plus d'anges, plus d'hommes. Apolline-sortie-de-l'usine, remise à neuf, rebootée.

Je parlais souvent à sainte Foy. Un psaume, parfois, me fichait des crampes au bide, et je sentais qu'il fallait passer à un autre, vite, parce que ça me brûlait, « je suis à bout de souffle, mon cœur au fond de moi s'épouvante », il remuait trop de choses, « Seigneur, tu as mis au large mes pas », alors je regardais mes pas, les hommes à ma table, ma ligne du temps, je traitais les psaumes de menteurs, « fais que je sache la route à suivre, car vers toi j'élève mon âme », mais l'instant d'après je voulais les chanter encore, « je tends les mains vers toi, me voici devant toi comme une terre assoiffée », me rapprocher des âmes en peine qui avaient chanté cela mille ans, trois mille ans avant moi, être tout près d'eux, pouvoir les toucher, m'agenouiller pour chanter comme ils chantaient « je t'appelle au jour de ma détresse, et toi, tu me réponds, Seigneur ». J'en étais réduite à cet état : l'espérance dans la prière. Réduite ou, au contraire, élargie. Je ne savais plus.

J'ai appelé Pieter pour lui dire que j'avais besoin de plus de temps pour lui envoyer une première mouture de mon essai sur le découragement. Je n'avais pas encore trouvé la réponse. Les réponses, en fait. Je commençais à comprendre que, si nous étions égaux devant la peine, les moyens d'en sortir variaient selon les individus. Il m'a demandé ce que j'avais fait des hommes de ma vie. J'ai dit qu'ils étaient rassemblés. Que le rituel les digérait. Que je devais encore trouver un moyen de les libérer. Qu'ils attendaient mes ordres.

– Arrête de penser avec ta tête. Tu as le cœur dans les tripes... et souvent plus bas, je te l'accorde. Mais c'est lui que tu dois écouter. Sors-le de ce foutoir.

C'était drôle, venant de Pieter, de me ressortir grosso modo ce que j'entendais toute la journée à travers les Évangiles. Mais écouter mon cœur, quoi qu'en disent Pieter ou Jésus, était contreproductif. Ma tête était la seule à pouvoir me détourner des passions tristes, à refuser la peine. Ma force était contenue dans ma volonté, ma volonté dans mon intelligence. La joie ne pouvait être que le fruit de mon intelligence. Interroger mon cœur, c'était me mettre à l'écoute de l'enfant que j'avais été et qui, pour des raisons que j'ignore, demeurait tapie là comme une idiote et criait, implorant qu'on vienne la délivrer. Les cris de l'enfant étaient à étouffer.

Je me suis demandé si c'était comme ça que finissaient par vivre les adultes. Si, à force de souffrir, ils s'étaient tous construits une armure, et s'il valait mieux vivre protégés, ployant sous cette défense d'acier ou, au contraire, le cœur offert aux intempéries, fragile mais vivant. Ce n'était pas une question rhétorique. Il y avait un vrai choix à faire. Si une majorité d'entre nous choisissait l'armure, ce n'était pas parce que la majorité était idiote : elle voulait juste survivre.

Conques était-il mon village armurier, ou bien le lieu où j'avais pu vraiment, pour la première fois, me montrer telle que j'étais, me défaire et me refaire sans le regard des hommes, comprendre que j'étais pareillement attirée par la lumière et par les ténèbres, mais que choisir la lumière était toujours le plus difficile car il y avait un effort à fournir pour cela, tandis que la misère se donnait spontanément, que la misère n'en finissait pas de s'offrir ?

Écouter mon cœur-qui-était-dans-mes-tripes-et-souvent-plus-bas, comme le formulait Pieter, serait revenu à accepter ce que je pressentais depuis quelques jours : qu'il me faudrait, pour être heureuse, désirer uniquement ce qui m'arrivait. C'est-à-dire croire que la vie, toute la vie, celle contenue dans la beauté juvénile de Lucien, dans son assaut sur mon corps de jeune femme amoureuse, dans les dents parfaites de Victor, dans le manque d'égards de mon saxophoniste, dans l'absence de désir pour le Mec Bien, dans l'indifférence silencieuse de Rockstar, dans la prison dorée de la ville-monstre, croire que la vie avait toujours raison. Alors, quoi ? S'en remettre à elle dans une confiance aveugle ? C'était donc cela ? Se laisser aller à la vie ?

Nous laisser traverser et porter par elle sans jamais la menacer, l'implorer ou la haïr ?

En sortant de l'abbatiale après les complies, ce jour-là, j'ai fait le tour par le château : je voulais monter aux vergers pour observer les étoiles avant de rentrer au dortoir, le temps que les dernières pèlerines se lavent et regagnent leur lit. Je me suis approchée de la maison de Suzanne. J'ai posé une main sur son mur pour le saluer, comme je le faisais parfois pour rendre hommage à ma maison-radeau. J'ai repris mon chemin, avant de faire quelques pas en arrière. Les rubans de sécurité qui tapissaient l'entrée de la terrasse avaient été arrachés. La barrière qui empêchait l'accès à la porte d'entrée avait été déplacée. J'ai remonté la venelle. La cuisine était éclairée. Je me suis approchée. De la variété italienne à vous faire saigner l'oreille s'échappait des fenêtres. J'ai frappé deux coups à la porte.

– Suzy ?

Comme personne ne répondait, j'ai ouvert. Ça sentait le ragoût.

– Ma chérie ! s'est écriée ma tante en me voyant.

Ses bras me serraient tellement fort que j'ai senti craquer mes os. Ma première étreinte depuis une éternité. C'était si bon, la peau de l'autre, l'odeur de l'autre. Elle s'est mise à me parler très vite, de ce débit citadin dont j'avais perdu l'habitude. Elle m'a fichu entre les mains un plateau sur lequel tenaient en équilibre verres, couverts, assiettes et bougies.

– Monte ça au jardin, je te rejoins avec le plat.

Je suis montée au jardin le plus vite possible parce que la musique m'incommodait. Mon corps s'était adapté au silence du village et aux chants des frères. Umberto Tozzi menaçait de troubler mon nouveau moi que rien ne troublait plus. Je l'ai imaginé ravaler son « Ti Amo » de travers et être pris de spasmes comiques, tout comme le romancier s'étranglerait un jour de son rire éclatant redirigé contre sa jugulaire.

J'ai disposé les assiettes sur la table, allumé les bougies. Suzanne est arrivée avec une lourde cocotte en fonte.

– Ma chérie, je ne sais pas comment te remercier pour le rangement.

– Je me suis rangée en rangeant ta maison.

Puis je me suis souvenue du mur penché.

– La voisine a fait sceller l'entrée il y a quelques jours, je ne pouvais plus venir, même pour chercher des vêtements. Regarde, j'ai dit en tirant sur le sweat difforme que je portais.

Elle a haussé les épaules.

– Il ne fallait pas avoir peur. Tu aurais dû rester.

Alors qu'elle commençait à nous servir du ragoût, Suzanne s'est arrêtée, louche suspendue au-dessus de mon assiette.

– Si tu n'es pas entrée, où as-tu dormi ? Où as-tu mangé ?

– À l'hôtellerie des frères.

– Il ne fallait pas avoir peur. Tu aurais dû rester ici, a-t-elle répété.

Son insistance bornée m'a donné envie de lui cracher ce qui me restait de rage à la figure, ce tout petit restant de rage enfoui mais bien vivant depuis qu'on m'avait barré l'accès à la maison. Le cracher comme Laura Pausini criait de tout son vibrato mielleux depuis le salon.

– Ce n'est pas chez moi, ici. J'ai fait ce que j'ai pu.

Suzanne s'est soudain attendrie.

– Tu as raison. Mais laisse-moi te dire qu'en général, dans la vie, quand l'entrée principale est obstruée, on passe par la fenêtre.

C'était donc ça, la philosophie de ma tante ? J'ai reniflé d'un coup sec dans l'espoir de retrouver ma belle contenance, de faire barrage à la vieille brisure que je sentais reprendre force en moi, mais j'ai dû pencher la tête en arrière pour contenir mes larmes.

– Allons, a-t-elle fait en cognant son verre contre le mien. Qu'est-ce qui t'arrive ?

– La seule chose qui me faisait tenir debout, c'était de cultiver l'idée que la souffrance a un but. Qu'elle existe pour laisser place à quelque chose de meilleur en nous, pour nous nettoyer. Que toucher le fond nous permet de donner cette impulsion nécessaire qui assainit et ramène toujours, petit à petit, à la surface. Que l'être humain, à l'image de la nature, est cyclique. C'est comme ça que je justifiais la répétition de mes chagrins, c'est comme ça que je me consolais du malheur.

– C'est ça qui te tracasse ? Penser la lumière dans son rapport à l'ombre ?

– Non. C'est de me rendre compte que c'est une image réservée aux optimistes et aux poètes. Et si je m'étais trompée, Suzanne ? Et si nous souffrions pour rien ? Et si la tristesse, plutôt que de nous mener vers une nouvelle naissance, n'avait pas d'utilité ? Si ce n'était que du néant habillé de vertus thérapeutiques ?

J'ai passé une main sur mes yeux.

– Cette pensée-là m'est insupportable.

– Chérie ! s'est-elle exclamée en riant. Ce n'est pas toi, le problème. C'est Saturne ! C'est l'année de ton retour de Saturne. Tout est chamboulé en toi.

– Saturne ?

Elle a désigné le ciel.

– Tous les vingt-neuf ans et demi environ, Saturne se retrouve exactement au même point qu'à ta naissance. À ce moment-là, tout est perturbé. C'est le chaos. Il faut te laisser aller aux forces du Dragon. Personne ne peut rien faire contre le Dragon.

D'abord Dieu, j'ai pensé, puis l'astrologie.

– Je sais, ma chérie, a fait Suzanne. C'est déstabilisant. Mais Saturne a une influence considérable sur la crise de la trentaine. Tu as raison, la vie est faite de cycles. Le chemin que tu empruntes te semble vide de sens parce qu'il s'agit d'un rite de passage cosmique.

– Un rite de passage cosmique, j'ai répété.

– Tu es sous l'impulsion de Saturne. Laisse-toi traverser par sa force, laisse-la terminer sa révolution. C'est une planète karmique. Elle influence nos vies. Elle t'explique comment gérer la répercussion des actes passés.

Qu'avions-nous donc à puiser les explications qui nous convenaient *ailleurs* que dans la vraie vie ? Comment en étions-nous arrivés à avoir chacun notre amas de solutions irrationnelles à portée de main, une pour chaque situation problématique ? J'ai eu envie de rire d'un rire condescendant et brutal, mais je ne suis pas parvenue au rire. Juste à la brutalité.

– Je n'ai pas de place en moi pour ces conneries.

J'ai regretté l'emploi du mot « conneries ». J'aurais dû dire *croyances.*

– À quoi veux-tu donner du sens, Apolline ?

– J'ai perdu un temps considérable, depuis l'enfance, à penser aux hommes et à les aimer. À vivre dans et par leur regard. Du temps où j'aurais pu faire autre chose. Construire un chemin. Lire, écrire, apprendre à me connaître et à m'aimer *en dehors* d'eux. M'intéresser aux femmes qui m'ont précédée, à mes sœurs et à leurs combats. M'investir, moi aussi. Me battre, moi aussi. Ce temps-là tourné vers des hommes incapables, c'était du temps de vie gâché.

– Il se pourrait que tu puisses le récupérer. Il se pourrait que cette perte de temps, précisément parce que tu l'as vécue dans le passé, te soit épargnée dans l'avenir.

J'étais lasse de raconter mon entreprise de réunification des hommes de ma vie. Elle n'était pas si démesurée, pourtant, même pas si ambitieuse. C'était une entreprise toute simple sur laquelle je ne parvenais plus à mettre d'intonation – elle était devenue froidement scientifique et, à force, un peu ridicule.

– J'ai trouvé ce livre de rituels dans ton grenier. Il préconise de rassembler tous les hommes qui ont compté sur une grande ligne du temps, de la laisser les digérer, puis de l'enterrer. J'ai cru qu'en les synthétisant, en tirant des leçons des douze grandes histoires de ma vie je comprendrais où se situaient mes manquements. Pourquoi je m'engouffrais dans de telles relations. Quel en était le dénominateur commun. J'étais certaine que la réponse qui m'apparaîtrait me transformerait en profondeur, que la magie, ou son effet placebo, ferait de moi une femme du futur.

Suzanne n'a pas répondu.

– En arrivant ici, j'étais défaillante, mais pleine de questions. Je voulais aller mieux, je voulais comprendre, mettre de l'ordre dans ta maison. Aujourd'hui, je n'ai pas de réponse et je m'en fous. Je me sens désanimée. Ou bien si, j'en ai une, de réponse : l'idée qu'on se fait des hommes est toujours supérieure aux hommes eux-mêmes. C'est cela, et cela uniquement qui fait souffrir les femmes. Nos attentes déçues.

– Est-ce que la musique t'embête ? Je devrais baisser le volume.

– Les bouddhistes ont raison : pas d'attachement, pas de souffrance. Mais cet état-là, cet état neutre, cette non-dualité qu'il faudrait atteindre, en supprimant mon chagrin supprime aussi les grandes joies qui renaissent de la peine, qui trouvent même peut-être ses racines en elle.

– Ce n'est pas exactement ce qu'a dit le Bouddha.

– Je refuse d'avoir à souffrir pour savoir ce que c'est, la gaîté. Je refuse de traverser le désert aride pour me rendre compte comme c'est beau, une rose qui s'ouvre. Je veux m'émerveiller du bon de la vie sans passer par son chaos. Je refuse de sauter éternellement du jour à la nuit, du plein au vide. Ça ne peut pas être ça, l'existence. Il doit y avoir un autre choix, forcément. Une autre route. Je ne veux pas non plus passer ma vie à ne plus rien espérer ni ressentir, à stagner dans un no man's land de l'émotion où triomphe la lucidité. Elle est glaciale, la lucidité. Me retirer l'intensité, c'est me supprimer. La maintenir, c'est me brutaliser.

– Peut-être que tu n'as pas à choisir. Peut-être que tu as à laisser faire. Que les choses trouveront leur chemin. Ouste, ouste ! a fait Suzanne de la main, comme pour déblayer le ciel de quelque poussière.

– Qu'est-ce que tu fais ?

– Je dis à Saturne de terminer sa révolution et de te laisser tranquille.

Tout ça me fatiguait. Je me sentais accablée. J'ai eu une envie, rare, si rare, de violence, comme lui coller mon poing quelque part. Heureusement, Suzanne s'est rassise.

– Ils sont douze, dis-tu. Les hommes de ta vie.

J'ai hoché la tête. Elle a souri, mais d'une drôle de façon souveraine, comme pour me rappeler ce que l'âge lui conférait de privilège : une sorte d'ascendant sur moi.

– C'est tellement évident que c'en est presque drôle, ma chérie.

– Je suis drôle, moi ?

– Tu n'es pas drôle. Ce qui est drôle, c'est que tu ne vois pas l'évidence.

– Il n'y a pas d'évidence. Je le dis après avoir prié pendant dix jours, cinq fois par jour. Je n'ai rien trouvé. Pas de déflagration. Pas de signes qui m'indiqueraient la route à suivre.

– Dix jours ! Dix jours, petite idiote ! Et tu penses que c'est assez ? Tu crois qu'on prie comme on achète une carte de loto à gratter en espérant tirer le gros lot ? Tu ne comprends pas que la prière, c'est la confiance dans la patience ? Sais-tu seulement reconnaître un signe ?

– Tu ne peux pas croire en la magie, en la prière et en l'astrologie. Tu mélanges tout.

– Je me sers de ce qui me fait du bien. Douze hommes comme les douze signes du zodiaque. Il n'y a pas de hasard.

– C'est à cause de femmes comme toi que les auteurs de développement personnel abêtissent le monde, que l'homme-hibou s'enrichit.

– De femmes faibles comme moi, tu veux dire ?

– Ce qu'ils écrivent, c'est du dégueulis de pensées magiques. Des béquilles. Du vent. Tu n'as pas besoin de ça.

– Ah non ? Et qu'en sais-tu ? Que sais-tu de mon chemin, jeune fille ? Tu imagines être la première à vivre ce que tu vis ? Que toutes les femmes du monde ne sont pas semblables dans leurs peines ?

– Les autres femmes s'en sortent.

– Tu devrais te taire un instant.

Elle était en colère. Bien. Je lui laisserais tout l'instant qu'elle voudrait.

– Les hommes de ta vie, Apolline. Reprenons du début.

– Je n'en ai pas très envie.

– Le tout premier. Raconte-moi.

– Ulysse. Il m'a défendue une fois, dans la cour de récré. J'ai espéré qu'ils le feraient tous, pour toujours. Me défendre. Aujourd'hui, il est avocat spécialisé dans les questions de logement et d'expulsion. Il est marié à Jeanne-la-parfaite. Jeanne est mon amie. Elle écrit des choses super poétiques sans dialogues, avec des descriptions très longues et délicates. Elle est aussi lourdement médicamentée à cause de sa maladie. Parfois, je l'aime comme une sœur. La plupart du temps, je suis mortellement jalouse.

– Si Ulysse t'était offert, imagine deux secondes. Quelqu'un crie ton nom dans la rue. C'est Ulysse. Que fais-tu ?

– Je lui demande comment te sortir de ce merdier, j'ai répondu en indiquant le ruban de sécurité emmêlé au pied de la porte du jardin.

– Ah bon ? Tu ne te précipites pas à son cou ? Tu ne l'embrasses pas avec la langue ?

– Beurk, non.

– Pourquoi ?

– Parce qu'il ne me plaît plus.

Il y a eu un grand silence. Suzanne a croisé les bras sous ses deux gros seins, fière d'elle. Elle s'est levée une seconde fois, s'est resservi du vin à ras bord dans son verre déjà plein, est allée s'asseoir sur les marches en pierre, entre deux rosiers, a sorti un paquet de cigarettes de la poche arrière de son jean en soulevant légèrement son postérieur avant de s'accouder sur le muret et de protéger sa cigarette de la brise pour l'allumer. La flamme du briquet a éclairé ses cheveux rouges. Dans l'obscurité du jardin, c'était de la lave en fusion.

– Pioches-en un autre. Un autre homme, n'importe lequel.

– Sébastien, le saxophoniste.

– Bon, et lui, tu le voudrais ?

– Quand je l'ai rencontré, il était voué à une grande carrière. Il n'a pas dépassé les frontières. Et je crois qu'il est nuisible, comme un insecte ou comme un rat infecté. Sa compagne, Sylvie, est devenue célèbre en peignant exclusivement avec son corps, enfin, sans l'aide de ses doigts. Puis elle a eu un enfant de lui. Et tu sais ce qui s'est passé ?

Suzanne a fait non de la tête.

– Elle a fini par utiliser ses mains. Maintenant, à cause de lui et de l'enfant, elle est comme toutes les autres. Neutralisée.

Je me suis demandé quelle serait la première d'entre nous à faire breveter un autotest à connards. *Pourrais-tu t'enfoncer l'écouvillon bien profond dans les naseaux avant de m'embrasser, s'il te plaît chéri ?*

Un chat du village est venu rôder sous la table. Je lui ai tendu les restes de mon ragoût.

– Tu les as pleurés, tous ces hommes, a dit Suzanne.

Le chat s'est blotti contre mes jambes en ronronnant.

– Pourtant, s'ils revenaient, là, maintenant, tu n'en voudrais pas.

Je n'ai pas répondu. Est-ce que c'était une attaque ? Est-ce qu'elle me traitait d'enfant gâtée ? Est-ce qu'elle me provoquait ?

– Parce que j'ai cicatrisé, Suzy. Je serais folle de m'y brûler à nouveau.

– Il y a autre chose. Réfléchis bien.

Elle fumait sa cigarette en regardant les étoiles. Je n'ai pas voulu l'imiter. Je n'ai pas voulu lever la tête. Je ne voulais pas voir ce qui se passait là-haut.

– Bon. Prends le dernier.

– Rockstar. Il m'a asséné le coup fatal.

– Faux. Tu as utilisé Rockstar à tes fins. Dis-moi à quoi il t'a servi, ô princesse.

Je m'étais mise debout et je tournais en rond dans le jardin, animée par le manque de lui, de Rockstar, je faisais des cercles, parfois j'attaquais la diagonale de ces cercles, je reprenais une bouchée de ragoût dans l'assiette du chat posée sous la table alors que je n'avais plus faim, je me resservais du vin puis je reprenais cercles et diagonales.

– Il a alimenté mon feu, j'ai fini par dire.

– Et tu voulais plus, petite sotte ? Tu t'es servie de lui pour assouvir tes désirs, et tu aurais voulu autre chose ? Un père pour tes enfants ? Un amoureux attentif ? Remercie le ciel d'avoir œuvré contre cela. De t'avoir extirpée de ses profondeurs.

– De quel ciel parles-tu ? Celui de Dieu ou celui de Saturne ?

C'était moi, la colère, maintenant. J'ai réfléchi à Rockstar et aux ténèbres qui l'animaient. À ce qu'il se foutait de poudre dans le nez. Son grand appartement vide et impersonnel, son parquet ciré. À la haine et à la jalousie qu'il éprouvait contre le monde entier. À ses baskets immaculées. Aux voix entendues à travers ses murs. J'ai surtout pensé aux murs.

– Et toi, vertueuse Apolline aux mains blanches ? Penses-tu vraiment n'avoir fait souffrir personne, ou bien as-tu soigneusement évité d'inclure ceux-là dans ta ligne du temps ?

– Je n'ai jamais voulu faire de mal.

Elle a fait comme si elle ne m'entendait pas.

– Où sont-ils, ceux dont tu as profité, ceux dont tu t'es lassée, ceux à qui tu n'as plus répondu ? Où sont-elles, les victimes de ton indélicatesse, de ton égoïsme ? Qu'as-tu fait de leur souffrance à elles ? Dans quel cimetière de ta mémoire les gardes-tu ? As-tu seulement l'obligeance d'y penser parfois ?

– Dans quel camp es-tu, Suzanne ?

– Tu n'es pas meilleure que ceux qui t'ont blessée.

J'ai eu soudain très froid.

– Tu penses que tu as souffert en amour. Moi, je crois, a-t-elle dit en écrasant sa cigarette contre une pierre, je crois que tu t'élèves. Tu t'es servie de chaque homme, bon ou mauvais, comme d'une pierre pour bâtir ton édifice. Grâce à eux, tu t'approches chaque fois un peu plus de ton vrai désir, de ce à quoi tu aspires réellement. Car c'est de ça qu'il s'agit. À quoi aspires-tu réellement ?

Je dessinais des signes « infini » sur la table de jardin avec mon index trempé dans le vin. Je ne voulais plus l'écouter. Je voulais qu'elle se taise pour entendre Tiziano Ferro depuis le salon.

– Tu es riche d'eux. C'est pour cela qu'aucun, aujourd'hui, ne pourrait te rendre heureuse : ils n'ont été là que pour te permettre de grandir. Celui d'après comblera mieux encore ton âme, te mènera ailleurs, là où tu dois être menée : à une plus grande perfection. À ton destin.

– Tu cherches à élever la déception, à lui donner de la valeur. Ce n'est pas noble, la déception, Suzanne.

– Ah non ? N'as-tu pourtant pas toujours été propulsée là où tu le désirais ? Est-ce que la vie ne t'a pas toujours gâtée malgré tout ? N'as-tu pas la sensation d'avoir été protégée ? N'es-tu pas exactement à l'endroit où tu crois devoir être ?

J'ai regardé les étoiles.

– Quel autre corps voudrais-tu habiter, Apolline ? Quelle autre vie voudrais-tu mener ? On ne contrôle pas l'amour, ni la joie ni la déchirure.

Il n'y a pas de sens universel à ta souffrance. Le sens est en toi. Fouille, trouve, redresse-toi et va sur ton chemin.

Elle s'est levée, s'est dirigée vers le recoin qui contenait les outils de jardinage, s'est saisie d'une pelle et me l'a tendue, avant de poser ses lèvres sur le sommet de mon crâne en guise de bonne nuit. Je l'ai entendue s'éloigner, puis s'arrêter devant la porte du jardin et jurer.

– Tout va bien ?

– Quelqu'un a cassé mon carreau.

– Oh. L'entrée principale était obstruée. Je suis passée par la fenêtre.

Elle a ri et m'a envoyé un baiser qui signifiait quelque chose du genre : « C'est comme ça que je t'aime. » J'ai déposé le chat par terre et je me suis allongée sur l'herbe humide, le verre de vin posé en équilibre sur mon bas-ventre qui était parfois aussi mon cœur, la pelle serrée dans la main droite. Suzanne avait raison : je ne voulais être nulle part ailleurs que dans ce jardin aux roses, au cœur de ce village suspendu. *Vous ne connaissez pas votre vrai désir*, avait dit Charles. *À quoi aspires-tu réellement ?* avait demandé Suzanne. J'ai réfléchi.

Une maison avec des fenêtres. Des fenêtres pour regarder au-delà de moi.

Le lendemain, quand je suis allée à l'hôtellerie rendre à jamais ma « tenue de rechange » et la suite de mots irrecevable qui la composait, et pour reprendre ma ligne du temps et mes acryliques laissées au dortoir, il n'y avait personne à l'accueil. Quelques pèlerins nouaient leurs chaussures dans la cour. Je suis entrée dans le réfectoire et je me suis approchée des cuisines. Deux intendants remplissaient un gros lave-vaisselle de cantine.

– Excusez-moi, j'ai dit en passant la tête par la porte. Je cherche frère Charles.

L'un d'eux s'est avancé.

– Il a été rappelé par l'abbaye-mère. On a besoin de lui à l'est, dans un autre monastère. Le pot de départ s'est terminé il y a une petite heure. Il doit être sur la route, maintenant.

Comme je ne répondais pas, l'autre m'a lancé :

– Il ne vous a pas dit qu'il partait ?

Je suis repassée par l'accueil pour y déposer mes vêtements et je suis montée au dortoir récupérer mes affaires. Sur le bureau, à côté de ma ligne du temps, avait été déposé le feuillet des complies de la veille, auxquelles, à cause des retrouvailles avec Suzanne, je n'avais pu assister. Un psaume avait été entouré au crayon. J'ai passé un doigt dessus, l'ai murmuré à voix basse ; j'ai fait cela plusieurs fois pour le mémoriser.

– D'accord. Admettons.

En sortant, je suis repassée devant le sarcophage où je m'étais allongée quelques semaines plus tôt. Je me suis demandé pourquoi Charles ne m'avait pas dit au revoir, pourquoi il avait laissé ce psaume sceller notre amitié. J'ai senti le grand tremblement revenir, celui qui me signifiait que je perdais un homme de plus. Mais peut-être me fourvoyais-je. Peut-être que l'essentiel était ce qu'il avait laissé en moi. Grâce à lui, je respirais un peu mieux.

Je suis remontée au jardin. Je me suis emparée de la pelle de Suzanne. J'ai creusé un trou sous un rosier. Le rosier rose, mon préféré. J'y ai déposé ma ligne du temps pliée en quatre. Je l'ai recouverte de terre et je suis allée me laver les mains.

Suzanne est repartie comme elle était venue, pour un certain Pietro, quelque part en Ligurie. Avant son départ, elle avait eu une discussion avec la voisine, celle qui voulait du mal à notre maison. S'était-elle rendu compte qu'elle avait accusé le mur à tort, que c'était le sien qui ployait ? Que s'étaient-elles dit ? Quelle parole l'avait convaincue d'abandonner les poursuites ? La désinvolture de ma tante ? Sa confiance absolue en ce qui advient ? Sa tambouille astrologique ? Qu'importe. Il y avait eu une longue étreinte à la suite de laquelle j'avais retrouvé mon amie de pierre et m'étais mise au travail.

La vieille Alice me chargeait parfois de cueillir quelques pêches de vigne dans son verger. Je m'y employais avec joie : l'odeur des fruits éclatés au sol, la vue depuis sa parcelle de terrain, les sumacs en fleurs, les buddleias, les althéas, les grappes de valériane rouge, tout m'enchantait là-haut. Puis il y eut cette belle journée de la mi-juillet. J'avais fait une sieste au soleil, sous l'arbre, rempli deux paniers en osier et croqué dans une pêche mûre. Alors que je m'apprêtais à balancer le noyau au loin, mon geste est resté suspendu, main à hauteur de l'oreille. Quelque chose l'avait stoppé net. Une image. Tandis que je me tenais là, face aux collines qui se succédaient à l'horizon dans le plus pur bleu du ciel, j'ai revu Grandnid et son cimetière. J'ai revu l'emplacement exact où demeurait le petit frère pour toujours. L'emplacement était vide. Il n'y avait plus de tombe. Juste un grand parterre de fleurs sauvages. Des fleurs enlacées immenses et colorées que je ne connaissais pas.

Mon bras a poursuivi son geste et le noyau est allé se planter plus loin dans le verger. Je me suis levée. Ça m'a pris un temps. J'ai ramassé les paniers et je suis allée apporter à Alice ma récolte du jour.

J'ai frappé à la porte.

– Entre, Apolline.

Elle savait qui j'étais, désormais. Son amie bouleversée par Saturne, elle disait en riant. Celle qui cueille pour elle les pêches de vigne. Quand je suis entrée, Alice se trouvait, comme à son habitude, face à la fenêtre ouverte du salon. Elle observait les mêmes vertes collines qui s'offraient à elle depuis son installation à Conques, soixante-dix ans plus tôt. Elle m'a fait signe, sans détourner le regard, de m'approcher. Il était temps d'accepter sa proposition. J'ai dégagé le travail de dentelle et les vieilles poupées qui se trouvaient sur le fauteuil à côté du sien, et me suis assise à sa gauche.

– Regarde comme c'est beau, a-t-elle murmuré.

Et enfin j'ai vu.

Cet ouvrage a été composé
par Nord Compo
et achevé d'imprimer en France
par CPI BRODARD & TAUPIN (72200 La Flèche)
pour le compte des Éditions Stock
21, rue du Montparnasse, 75006 Paris
en juillet 2024

PAPIER CERTIFIÉ

Stock s'engage pour l'environnement en réduisant l'empreinte carbone de ses livres. Celle de cet exemplaire est de :
300 g éq. CO_2
Rendez-vous sur www.editions-stock-durable.fr

Imprimé en France

Dépôt légal : août 2024
N° d'édition : 01 - N° d'impression : 3057472
28-51-7547/0